An Illustrated Guide to
Chiropractic Spinal Manipulation

苟亚博　黄国松　编著

脊椎手疗法图解

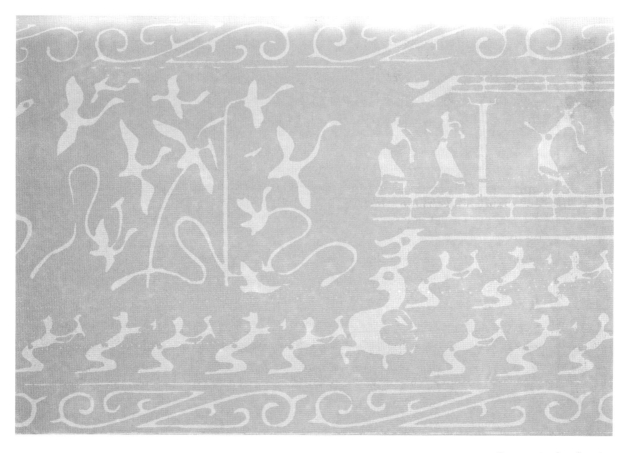

人民卫生出版社
PEOPLE'S MEDICAL PUBLISHING HOUSE

图书在版编目(CIP)数据

脊椎手疗法图解/苟亚博等编著. —北京:
人民卫生出版社,2009.8
ISBN 978-7-117-11946-7

Ⅰ.脊…　Ⅱ.苟…　Ⅲ.脊椎病－按摩疗法(中医)－
图解　Ⅳ.R244.1－64

中国版本图书馆 CIP 数据核字(2009)第 080406 号

门户网:**www.pmph.com**	出版物查询、网上书店
卫人网:**www.ipmph.com**	护士、医师、药师、中医
	师、卫生资格考试培训

脊椎手疗法图解

编　　著:苟亚博　黄国松
出版发行:人民卫生出版社(中继线 010-59780011)
地　　址:北京市朝阳区潘家园南里 19 号
邮　　编:100021
E - mail: pmph @ pmph.com
购书热线:010-67605754　010-65264830
　　　　　010-59787586　010-59787592
印　　刷:北京铭成印刷有限公司
经　　销:新华书店
开　　本:889×1194　1/16　印张:21.25
字　　数:603 千字
版　　次:2009 年 8 月第 1 版　2021 年 1 月第 1 版第 10 次印刷
标准书号:ISBN 978-7-117-11946-7/R·11947
定　　价:75.00 元

打击盗版举报电话:010-59787491　**E-mail:WQ@pmph.com**
(凡属印装质量问题请与本社销售中心联系退换)

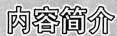

脊椎手疗法是世界医学的一大突破，风行于美国、日本、意大利、法国、英国、澳大利亚等国。

《脊椎手疗法图解》由国际交流医科大学校长、台湾医学博士苟亚博及其得意门生黄国松博士编著，全书7章，主要以图解形式全面系统地介绍了脊椎不同部位的整脊手法、注意事项。

本书可供骨伤科医生、整脊医生、推拿科医生及大专院校师生参考。

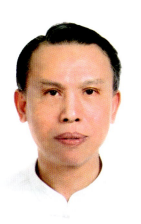

　　黄国松，替代医学医学博士、教授，1944年出生，台湾台中市人。早年师从苟亚博教授研习脊椎神经的病理变化。因有感于病因的欠缺，遂于1990年开始将经络学说中的经筋系统结合脊椎神经一同研究。1992年又将四肢结构与生物力学一同结合研究。1993年增加人体结构工程与动态力学对脊椎神经造成的影响再评估。1995年增加血液流变学对结构工程的影响进行复合研究。1995年从大量的临床病案中总结出脏腑器官与经筋通道的互补影响，并开始以经筋理论指导临床实践诊疗疾病。擅长以徒手治疗软组织伤病及疑难杂病，疗效显著。著有《经筋手疗法图解》、《四肢手疗法图解》等书，学生遍布美国、瑞典、新加坡、俄罗斯等10余个国家和地区。

脊椎手疗法在美国、加拿大、日本、意大利、法国、英国等国家中，非常风行，很多医师改行从头学习此一震撼医学界的脊椎手疗法，亦即整脊医学，这是医学界的一大突破，也是患者的一大福音。

黄国松副教授是跟随我学习脊椎手疗法多年的学生之一，是一位很执著的人，多年来，他执著于脊椎手疗法的理论，执著于脊椎手疗法的临床，也执著于脊椎疗法的写作。是一位上进的好青年，是一位负责的好老师，也是我（4000多学生中）得意的门生。

黄国松为了表达我多年来对他的教诲，以感谢和感恩的口吻告诉我："老师，这本书在台湾地区的发行权是您老人家的，藉此安养您的晚年……"

国际交流医科大学
校长马耳他爵士 许亚博

1996. 9. 16

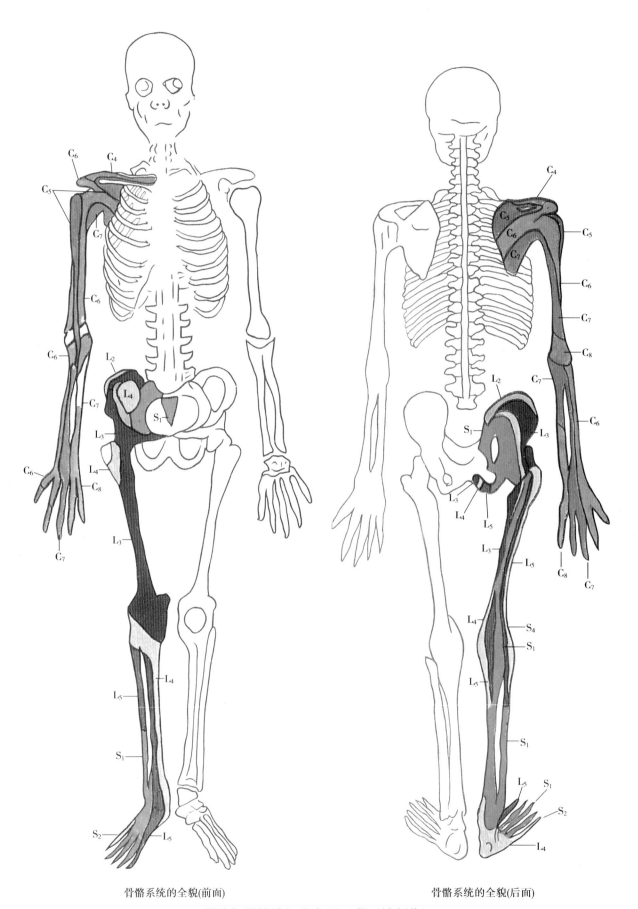

骨骼系统的全貌(前面)   骨骼系统的全貌(后面)

骨骼与脊椎神经分布图 （苟亚博制作）

自 序

　　本书是参考国际整脊医科大学的教科书，又经国际交流医科大学副校长，也是笔者的恩师——苟亚博教授的反复解说，再加上笔者对软组织推拿的特殊嗜好，反复整理，终于能面对读者。

　　我国民俗疗法的医疗管制已开放了，本书的问世，希望能对从事手技疗法的同行有所借鉴，进而能在技法上更上一层楼。在本书中，各个手技、手法及解说，都描述得非常详细，您只需花几分钟去细心揣摩，很快就可学会一个手法。若要整体融会贯通并且熟练各个手法技巧，则需花费较多的时间。如果您想更进一步深入探讨，而达到专业的程度，最好找老师指导，才能事半功倍。

　　中国的文字学里"手技"这两个字应当是带有灵气的文字，如果没有灵活的头脑，手技就不能传神。高明的医师，对患者的治疗本身就是一种"美"。这不单是外在手法的"美"，更包含了内心的"美"。一个手技疗法的医者，不仅要了解"解剖学"及"神经学"上的临床知识，还要有敏锐的观察力，要能设身处地地去体会患者的心情及感觉。如果您想达到这个境界，您必须不断地训练、学习。书中的一些手法、图片，仅供您参考，您必须用柔和、优美的心情去发挥才能"传神"。

　　最后，仅以此书献给我的恩师苟亚博教授，他老人家 10 多年的心血，总算孕育出幼苗，也愿有志于此的同行，共同来耕耘并发扬光大。

作者　谨序

2008. 12. 15

目 录

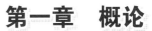

第一章　概论

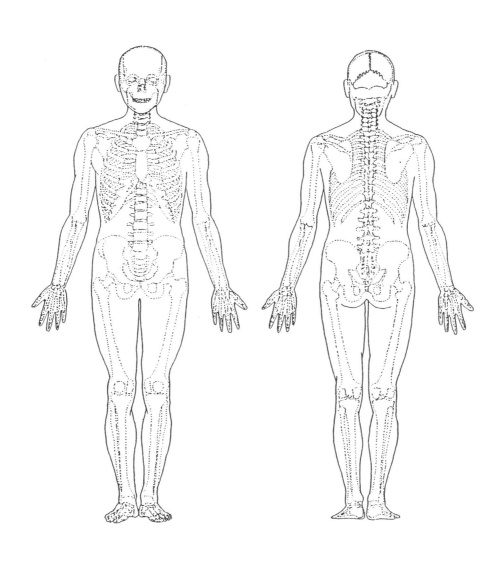

椎体错位引起内脏的病变

务本堂　苟亚博教授编制

多骨神经病变			单骨神经病变	
C_3-C_4	心脏、主动脉、胸膜、胃、肝、胆管		C_1	高血压、头痛、偏头痛、神经痛、失眠、健忘、倦怠、眼冒金星、眼花、痛风（眼、耳、咽喉、舌下腺、颚下腺）
T_1-T_3	主动脉、胸主动脉		C_2	眼疾、斜眼、盲视、眼花、耳疾、脾、谵语、烦躁、头昏（头、眼、喉、舌下腺、颚下腺）
T_1-T_5	心脏、头与颈		C_3	神经炎、神经痛、湿疹、痘疹、粉刺、高血压、咳嗽、视物不清（心脏、肺、横膈）
T_2-T_5	上肢		C_4	咽喉肿胀、黏膜炎、鼻塞、牙痛、弱视、失聪（甲状腺、气管、食管、横膈、血管运动神经）
T_2-T_4	支气管与肺		C_5	咽喉炎、扁桃体炎、喉痛、音哑、哮喘、口臭、火气大（甲状腺、心脏、气管、食管、横膈）
T_5-T_8	食管		C_6	脖子僵硬、五十肩、肩膀痛、上手臂痛、手麻痹、扁桃体炎、气管炎、百日咳（食管、气管、肺、心脏）
T_6-T_7	食管、肛门		C_7	伤风、甲状腺、阑尾炎、喉哽塞、吞咽不下、贫血、肩膀硬化（眼、食管、气管、肺、心脏）
T_7-T_9	肝及胆囊		C_8	口吃、斜颈、上肢肌肉酸痛，尺骨、环指、小指病变（眼、气管、支气管、肺、心脏）
T_7-T_{10}	肝、胆道、胰腺		T_1	气喘、咳嗽、气短、呼吸困难、肩膀手痛、手软无力（眼、耳、支气管、肺、心脏）
T_6-T_{10}	脾、胃、胰腺，糖尿病		T_2	心脏功能障碍、胸腔疾患、咳嗽气滞、肩膀硬化、手麻痹（支气管、心脏、肋间神经、胸膜、血管运动神经）
T_5-T_{10}	腹膜		T_3	支气管炎、肺炎、胸膜炎、血管或器官堵塞、感冒、不安感、手软无法支力、肩膀下痛、心脏（支气管、肺、心脏、肝脏、胸膜、横膈、肋间神经）
T_8-L_1	肾上腺		T_4	黄疸痛、疱疹、癣、背部硬化、心部痛（肺、心脏、胸膜、肋间神经）
T_9-T_{11}	小肠、横结肠		T_5	肝炎、易倦、胸部疼痛、低血压、血液循环不良、背部硬化、关节炎（肝、脾、胃、胸膜、横膈、肋间神经）
T_9-T_{12}	肠		T_6	胃病、胃痛、胃灼热感、呕吐、消化不良、口内火气大、背痛、胸部疼痛（肝、脾、胃、胸膜、横膈、肋间神经）

续表

多骨神经病变		单骨神经病变	
T_{10}-T_{11}	卵巢、睾丸	T_7	胃炎、胃痛、胃溃疡、胃下垂、消化不良、口臭（肝、胆、胃、胰脏、肋间神经、腹膜）
T_{10}-L_1	大肠、前列腺、尿道	T_8	肝病、呕逆、胸闷、糖尿病、尿频、抵抗力弱（脾、胃、胰脏、胆管、胆、肾上腺、腹膜、肋间神经）
T_{11}-L_1	大肠、前列腺、尿道	T_9	过敏症、疹、麻疹、水痘、喉干、身体手脚冰冷（胰腺、肾上腺、小肠、血管运动神经）
T_{11}-L_2	肾、输卵管	T_{10}	肾炎、肾亏、易倦、血管硬化、风湿症、干癣（肋间神经、腹膜、横膈、胰脏、脾脏、肾脏、胆、输尿管）
T_{10}-L_2	输尿管、肾、下肢	T_{11}	皮肤病、湿疹、痔疮、尿血、脸手脚肿大、肠消化不良（腹膜、横膈、胰脏、肾脏、膀胱、输尿管、大小肠）
T_{11}-T_{12}	附睾、精囊、输精管、下行结肠	T_{12}	风湿痛、假性甲状腺症、颈部肿胀、食欲不振、小便不出（腹膜、横膈、肾脏、尿道，大小肠下垂）
T_{12}-L_1	子宫	L_1	结肠炎、便秘、疟疾、腹泻、肠破裂、下腹部疼痛、腰痛、腰软无力（卵巢、子宫、膀胱、阴茎，大小肠下垂）
L_1-L_2	结肠右曲	L_2	阑尾炎、便秘、痉挛痛、呼吸困难、皮肤炎、静脉曲张、小肠下垂（子宫、卵巢、输卵管、阴茎、输精管）
附注： C-cervical　颈　椎 T-thoracic　胸　椎 L-lumbar　腰　椎 S-sacrum　骶　椎		L_3	膀胱病、月经不调、小产、膝痛无力（子宫、卵巢、输卵管、前列腺、膀胱、阴茎、输精管）
		L_4	坐骨神经痛、股痛、脚痛、膀胱炎、排尿疼痛、月经不调、痔疮、腹泻（子宫、膀胱、前列腺、S状结肠、直肠）
		L_5	腿脚部血液循环不良、腿麻、脚趾麻、踝关节炎、小便不利（子宫、膀胱、前列腺、精囊、S状结肠、直肠）
		S_1	髂关节炎、脊柱变形弯曲、妇人痛（子宫颈、阴道，阴茎勃起、射精，直肠、肛门、膀胱）
		S_2	胃病、疥癣、痔疮、自主神经失调症（子宫颈、阴道、阴茎勃起、射精，直肠、肛门、膀胱）
		S_3	S_3-S_5 与 S_1-S_2 相同

椎体错位引起肌肉的反射痛

一、佛氏皮神经节简介

（一）佛氏皮神经节图的说明（前面）

佛氏皮神经节图（前面）

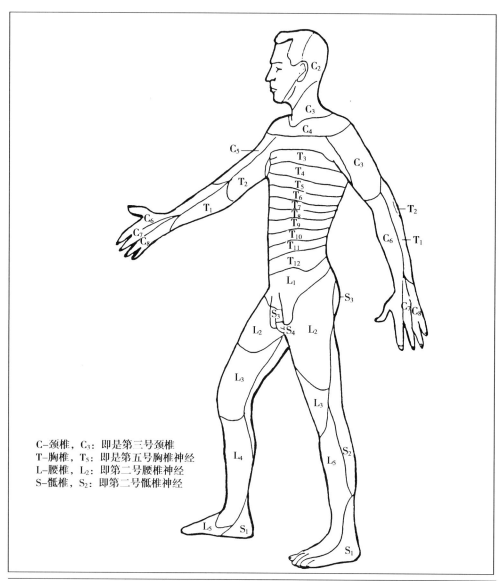

C-颈椎，C_3：即是第三号颈椎
T-胸椎，T_5：即是第五号胸椎神经
L-腰椎，L_2：即第二号腰椎神经
S-骶椎，S_2：即第二号骶椎神经

Anterior view of the dermatomal innervation of spinal segments. (From W. Haymaker and B. Woodhall, Peipheral Nerve Injuries[2nd ed.]. Philadelphia: Saunders, 1953. p. 26.)
注：本图采自 Illustrated manual of orthopaedic medicine.
James Cyriax M. D. M. R. C. P.

说明：佛氏皮神经节图是根据末梢神经的分布（Distribution of Periph eral Nerves）绘制出来的。也是31 对脊椎神经根在人体皮肤上的反射区。一向被整脊学者们、医师们奉为经典，用来作为治疗疼痛的依据，但这种不合病理逻辑的传统治疗法，本人认为不适宜，应予以改进。

（二）佛氏皮神经节图的说明（背面）

佛氏皮神经节图（背面）

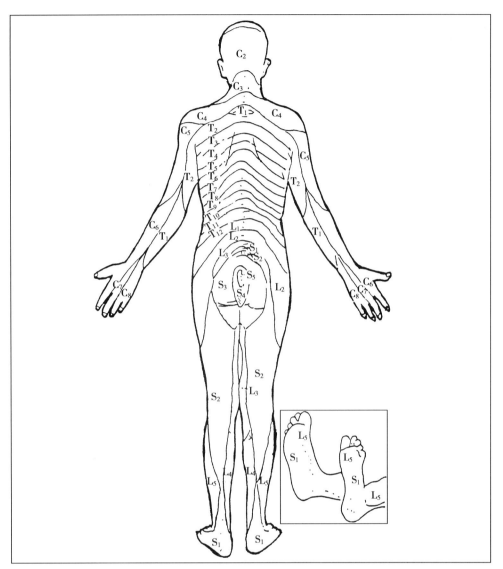

Posterior view of the dermatomal innervation of spinal segments. (From W. Haymaker and B. Woodhall. Peripheral Nerve Injuries[2nd ed.]. Philadelphia：Saunders，1953. p. 27.)

注：本图采自 Illustrated manual of orthopaedic medicine.

James Cyriax M. D. M. R. C. P.

说明：如颈椎 C_4 错位，在 C_4 的反射区里必有疼痛。但是在 C_4 的反射区内的疼痛，就不一定是颈椎 C_4 错位引起的。"所以由反射区内的疼痛来决定错位的椎体"是不合逻辑的。这种传统的整脊医疗方法必须改正，而用这种传统的整脊观点的教学方法也应纠正。

二、苟氏椎侧痛源触诊理论的由来

（一）四肢疼痛的根源

脊椎的椎体（vertebraes）、椎间板（discs）、骶髂关节（scaro-iliac joints）或小面关节（apophyseal joints）等的错位，都会刺激到神经系统，进而影响到血液的循环，产生新陈代谢的不良，导致在上述错位附近的肌肉，形成下列"八大痛源"的情形。

八
大
痛
源

❶关节障碍
❷痉挛
❸僵硬
❹损伤
❺劳损
❻肿胀
❼紧张
❽触痛

如果在低颈椎或上胸椎两侧的肌肉内，发现有八大痛源的任一痛源，就会有疼痛反射到颈、肩、肘、腕和手上去。

如果在低胸椎、腰椎或骶髂关节两侧的肌肉内，发现有八大痛源的任一痛源，就会有疼痛反射到腰、臀、膝和踝足上去。

左边的"八大痛源"都是寻找患椎的捷径，使整脊医师很快的、正确的找到反射疼痛的患椎（错位的椎体）。在患椎经过几次的矫正以后，反射疼痛也就很快的消失了。

根据本人临床经验，在错位的脊椎附近，会常找到的是"触痛点"（tender point）。

顾名思义，这个点被触摸时就会痛，手指压上去在肌肉的深层会产生一种"刺痛"（stabbing），其直径不会超过1cm。找到了"触痛点"就等于找到了应该矫正的椎体了。

所以由痛源（关节障碍、痉挛、僵硬、损伤、劳损、肿胀、紧张、触痛）找到患椎（错位的椎体），在理论上是很合逻辑的；在手法上是直接的。

（二）苟氏椎侧痛源触诊图的说明

苟氏椎侧痛源触诊图

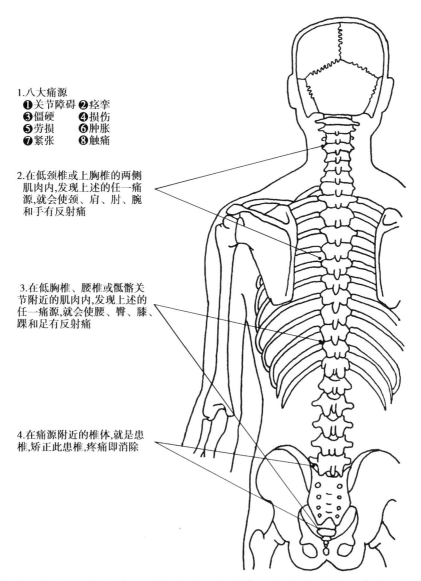

1.八大痛源
❶关节障碍 ❷痉挛
❸僵硬 ❹损伤
❺劳损 ❻肿胀
❼紧张 ❽触痛

2.在低颈椎或上胸椎的两侧肌肉内，发现上述的任一痛源，就会使颈、肩、肘、腕和手有反射痛

3.在低胸椎、腰椎或骶髂关节附近的肌肉内，发现上述的任一痛源，就会使腰、臀、膝、踝和足有反射痛

4.在痛源附近的椎体，就是患椎，矫正此患椎，疼痛即消除

注：1991年2月24日至29日在印度的马德拉斯市举行第20届世界医学大会，苟亚博教授在会场发表"苟氏椎侧触诊图"的病理和临床报告，获得121个会员国、2000余位代表的一致肯定，荣获最高学术 M. A.（Medicina Alternativa）勋章。

（三）四肢疼痛的反射表

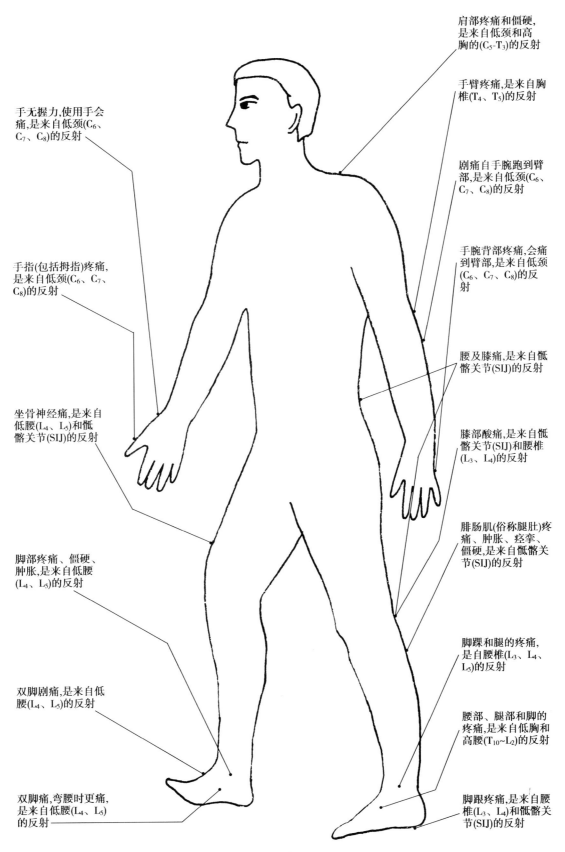

肩部疼痛和僵硬，
是来自低颈和高
胸的(C_5-T_3)的反射

手臂疼痛，是来自胸
椎(T_4、T_5)的反射

剧痛自手腕跑到臂
部，是来自低颈(C_6、
C_7、C_8)的反射

手腕背部疼痛，会痛
到臂部，是来自低颈
(C_6、C_7、C_8)的反
射

腰及膝痛，是来自骶
髂关节(SIJ)的反射

膝部酸痛，是来自骶
髂关节(SIJ)和腰椎
(L_3、L_4)的反射

腓肠肌(俗称腿肚)疼
痛、肿胀、痉挛、
僵硬，是来自骶髂关
节(SIJ)的反射

脚踝和腿的疼痛，
是自腰椎(L_3、L_4、
L_5)的反射

腰部、腿部和脚的
疼痛，是来自低胸和
高腰(T_{10}~L_2)的反射

脚跟疼痛，是来自腰
椎(L_3、L_4)和骶髂关
节(SIJ)的反射

手无握力，使用手会
痛，是来自低颈(C_6、
C_7、C_8)的反射

手指(包括拇指)疼痛，
是来自低颈(C_6、C_7、
C_8)的反射

坐骨神经痛，是来自
低腰(L_4、L_5)和骶
髂关节(SIJ)的反射

脚部疼痛、僵硬、
肿胀，是来自低腰
(L_4、L_5)的反射

双脚剧痛，是来自低
腰(L_4、L_5)的反射

双脚痛，弯腰时更痛，
是来自低腰(L_4、L_5)
的反射

苟氏四肢疼痛反射表（苟亚博制作）

常用姿势与手法示范图

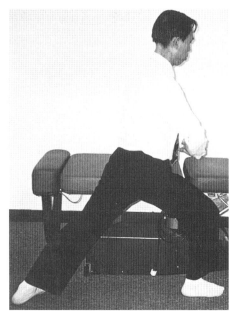

▲右前弓后箭姿势

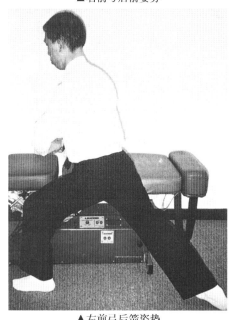

▲左前弓后箭姿势

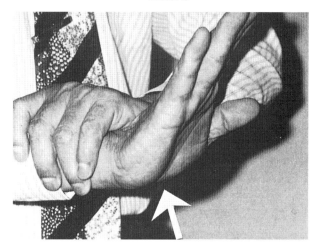

▲豆状骨

▲掌根

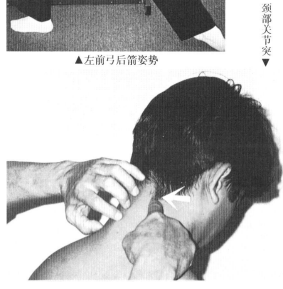

颈部关节突
▼

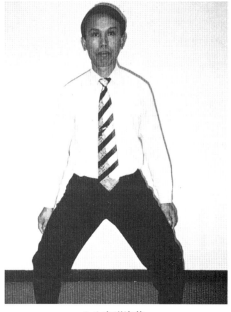

▲八字形姿势

手掌发力区域标示图

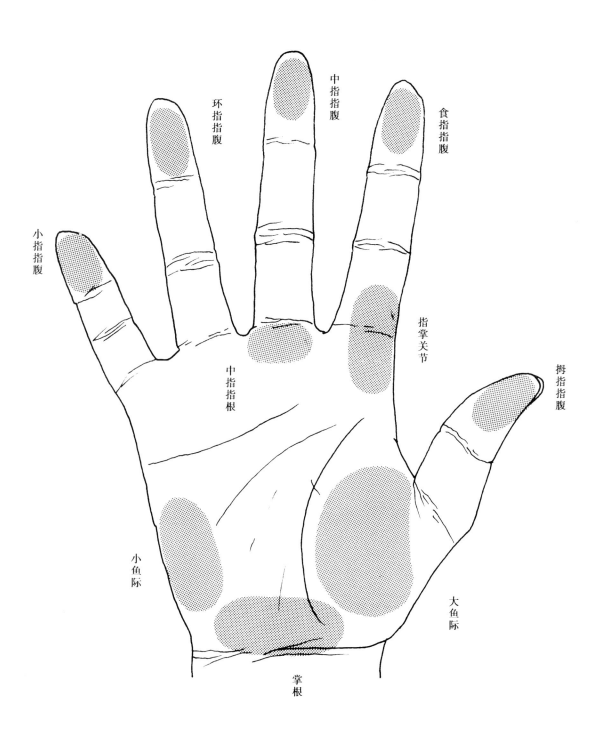

中指指腹

环指指腹

食指指腹

小指指腹

指掌关节

中指指根

拇指指腹

小鱼际

大鱼际

掌根

软组织舒缓区域位置标示图与名称

一、位置标示图与编号

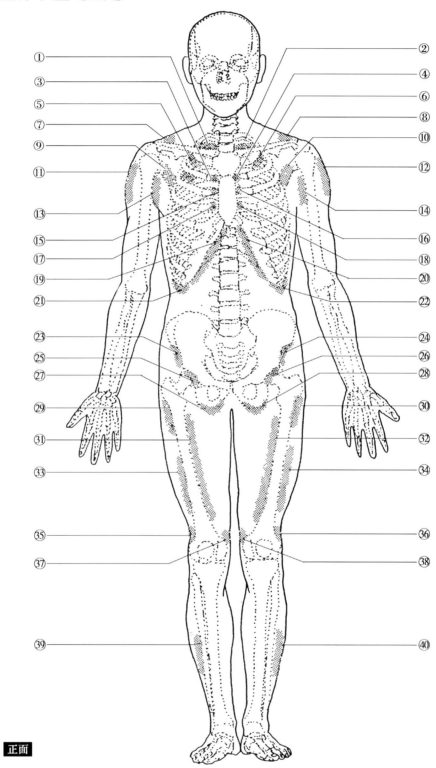

正面

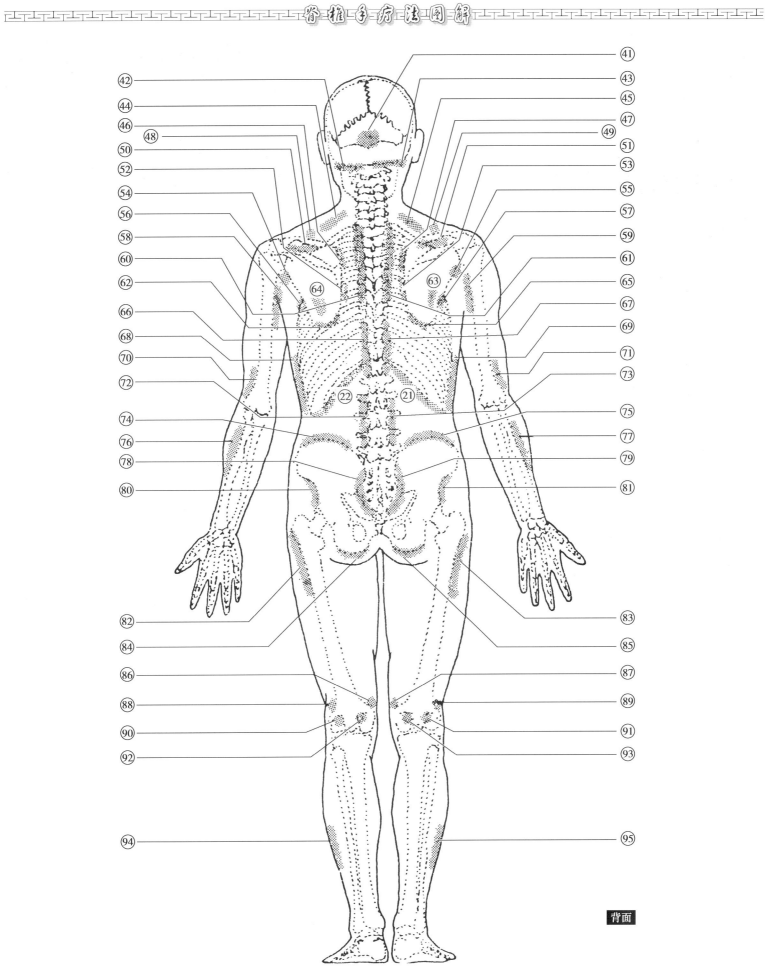

二、编号与软组织名称对照表

①锁骨与胸骨柄连接处	㉞缝匠肌外侧下缘的内收肌群	㉞肩胛骨下缘
②锁骨与胸骨柄连接处	㉟阔筋膜张肌近止点处	㊅胸最长肌
③胸骨柄侧胸横肌	㊱阔筋膜张肌近止点处	㊆胸最长肌
④胸骨柄侧胸横肌	㊲内收大肌止点处	㊈腋下前锯肌
⑤胸小肌	㊳内收大肌止点处	㊉腋下前锯肌
⑥胸小肌	㊴腓骨长肌	⑦⓪肱桡肌起点处
⑦肩锁关节	㊵腓骨长肌	⑦①肱桡肌起点处
⑧肩锁关节	㊶枕骨隆突下缘	⑦②腰最长肌
⑨胸大肌	㊷枕骨下缘	⑦③腰最长肌
⑩胸大肌	㊸枕骨下缘	⑦④髂骨上缘
⑪肩三角肌	㊹前、中、后斜角肌	⑦⑤髂骨上缘
⑫肩三角肌	㊺前、中、后斜角肌	⑦⑥肱桡肌
⑬肩胛下肌止点处	㊻小菱形肌	⑦⑦肱桡肌
⑭肩胛下肌止点处	㊼小菱形肌	⑦⑧骶椎外侧缘
⑮胸骨柄侧胸横肌	㊽提肩胛肌	⑦⑨骶椎外侧缘
⑯胸骨柄侧胸横肌	㊾提肩胛肌	⑧⓪⑧①阔筋膜张肌与缝匠肌的起点处
⑰胸骨柄侧胸横肌	50冈上肌	
⑱胸骨柄侧胸横肌	51冈上肌	⑧②臀小肌与阔筋膜张肌
⑲前胸第八肋软骨	52大菱形肌	⑧③臀小肌与阔筋膜张肌
⑳前胸第八肋软骨	53大菱形肌	⑧④坐骨隆突下外缘
㉑第十二肋骨下缘到腋下	54小圆肌	⑧⑤坐骨隆突下外缘
㉒第十二肋骨下缘到腋下	55小圆肌	⑧⑥内收长肌的止点附近
㉓㉔阔筋膜张肌与缝匠肌的起点处	56大圆肌	⑧⑦内收长肌的止点附近
㉕鼠蹊	57大圆肌	⑧⑧阔筋膜张肌近止点处
㉖鼠蹊	58三角肌与肱三头肌缝隙	⑧⑨阔筋膜张肌近止点处
㉗坐骨内侧缘	59三角肌与肱三头肌缝隙	⑨⓪腓肠肌外侧头
㉘坐骨内侧缘	60胸最长肌	⑨①腓肠肌外侧头
㉙臀小肌与阔筋膜张肌	61胸最长肌	⑨②腓肠肌内侧头
㉚臀小肌与阔筋膜张肌	62肩胛骨下缘	⑨③腓肠肌内侧头
㉛㉜缝匠肌内侧下缘的内收肌群	63冈下肌	⑨④腓骨长肌
㉝缝匠肌外侧下缘的内收肌群	64冈下肌	⑨⑤腓骨长肌

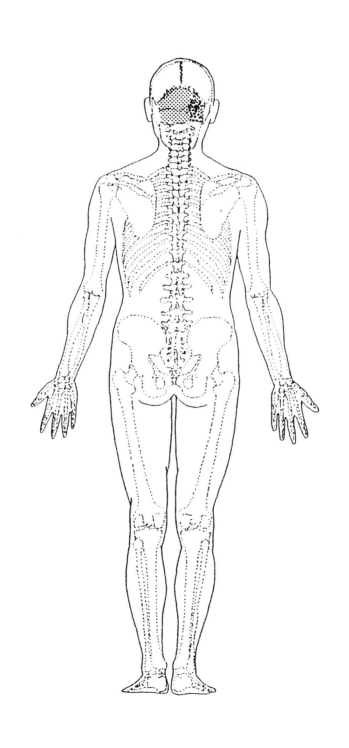

一、枕骨的检查方法

1. 面对患者，在患者头、颈部摆正的姿势下，注意患者两边的耳垂是否一样的对称、一样的高；不对称、不一样的高则表示枕骨有问题。

2. X线片的检视，可从两侧的乳突骨判别；两侧的乳突骨是否一样的大小、一样的角度及一样的投影亮度，不对称，枕骨就有问题。

3. 患者仰躺，头部摆正，检查者坐于患者头部的上方，两手掌置于患者枕骨的正下方，从患者枕骨两边，用食指或中指的指腹，检查枕骨两侧的对称性，肌肉的弹性，两边是否同高、同低或是上、下位置是否相对等，不对称、不对等，枕骨就有问题。

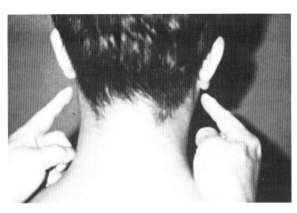

两边耳垂的对称与否

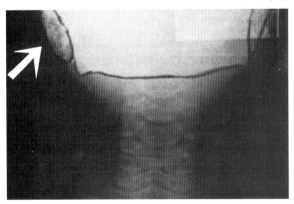

乳突骨的大小

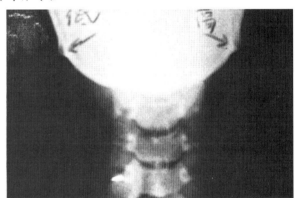

乳突骨的高低

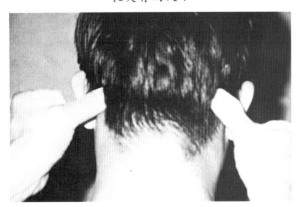

枕骨外下缘

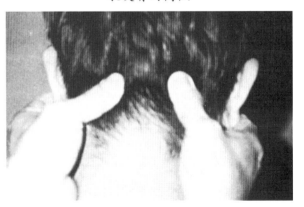

枕骨内下缘

二、枕骨移位引起的神经异常

主管中枢神经、脑神经及神经系统失去平衡所显现的症状。

1. 病症—头痛、颜面麻痹、流口水、近视性的乱视、眩晕、高血压、鼻炎、偏头痛、颜面神经痛、耳鸣、咳喘、舌头活动不灵、嗅觉异常及眼睛的症状与痉挛等。

2. 痛征— ❶局部痛：急性或慢性在枕骨与C_0之间。

❷局部反射痛：有时向下反射到两肩之间。

❸皮神经反射痛：在头顶到枕骨之间。

3. 运动受限—前弯后仰受限。

三、舒缓手法

❶舒缓枕骨中下缘附近的软组织（图1）。

❷受限枕骨同侧的胸大肌及胸小肌（图2）。

❸受限枕骨同侧的三角肌与肱二头肌间隙（图3）。

❹同侧的髂骨上缘及肩胛骨内侧上缘（图4）。

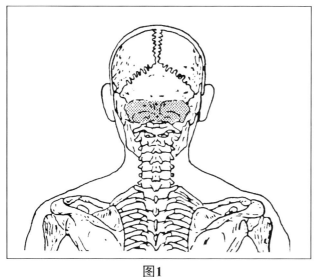

图1

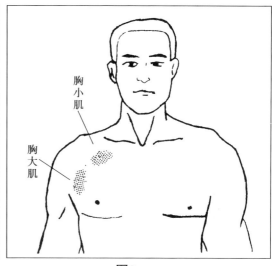

图2

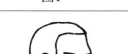

图3

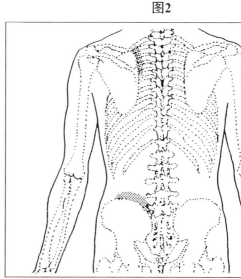

图4

四、枕骨矫正手法

枕骨矫正法（1）

症状

枕骨右后侧受限。

患者的姿势与位置

患者仰卧，矫正床头部放低，将患者头部向左旋转90°，患侧在上。

矫正者的姿势与位置

矫正者站于患者右侧头部上方，两脚分开成八字形站立，膝半蹲，腰部微弯。

❶左手扶托住患者左边的脸颊，掌心不要紧贴耳朵，以免患者产生压力；

❷右手掌贴于右脸颊与下颚之间，拇指压于乳突骨后方，小指置于下颚处，余三指平均平稳贴在脸颊，两前臂放低，尽量与床平行。

矫正的顺序

❶两手向患者头顶的方向稍微牵引，左手将头部向患侧稍微抬起（稍微侧弯）。

❷右手同时则带动头部的旋转，转到极限后再退回少许，然后快速的超越极限2°～5°的方式，瞬间发力，即完成矫正。

矫正前的注意事项

❶舒缓患部附近的软组织。

❷舒缓前胸区软组织，右侧枕骨受限舒缓⑤⑨⑬，左侧枕骨受限舒缓⑥⑩⑭。

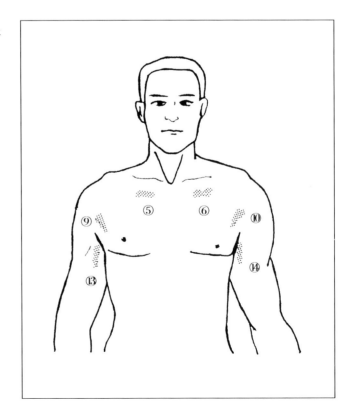

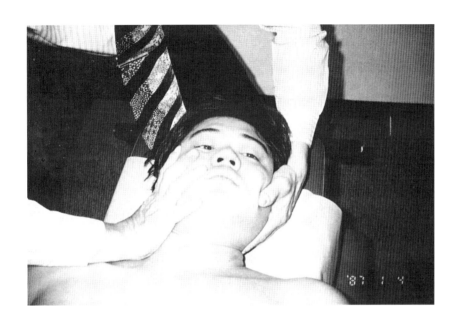

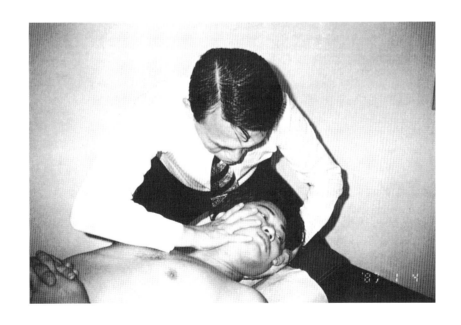

手法-1

枕骨矫正法（2）

症状

枕骨右后侧受限。

患者的姿势与位置

患者仰卧位，矫正床的头部放低，将患者的头向左做90°旋转，患侧在上。

矫正者的姿势与位置

矫正者站于患者头部右侧上方45°角处，两脚分开成八字形站立。

❶右手小鱼际与患者右脸颊的颧骨弓接触（不能压于颚关节处），手指轻置于下颚并朝向左肩的肩锁关节方向。

❷左手置于患者左侧脸颊的上方，将头往上稍微抬起（稍微侧弯）。

矫正的顺序

❶左手将头往头顶的方向稍微抬起，并略带牵引。

❷右手同时斜向患者左肩的方向，在患者吐气将尽之时，两手同时相对动作，瞬间发力，完成矫正。

矫正前的注意事项

❶舒缓患部附近的软组织。

❷舒缓前胸区软组织，右侧枕骨受限舒缓⑤⑨⑬，左侧枕骨受限舒缓⑥⑩⑭。

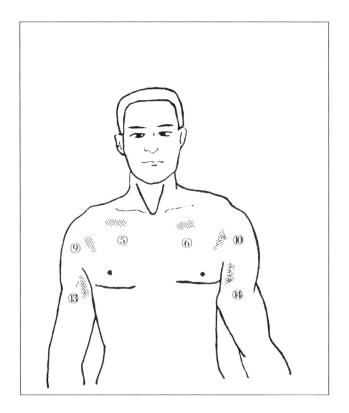

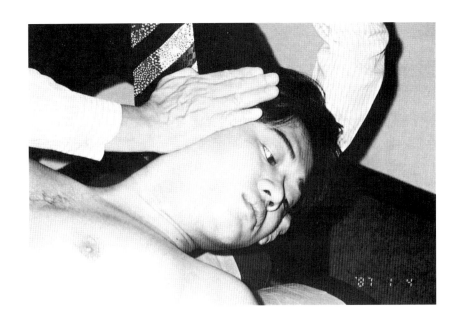

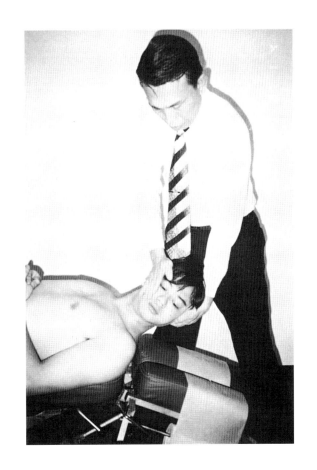

手法-2

枕骨矫正法（3）

症状

枕骨右后侧受限。

患者的姿势与位置

患者仰卧位，矫正床的头部放低，将患者的头向左旋转90°，患侧在上。

矫正者的姿势与位置

矫正者站于患者头部右侧上方45°角处，两脚分开成八字形站立。

❶右手掌根与患者右脸颊的颧骨弓接触（不能压于颚关节处），手指向着头顶方向。

❷左手置于患者左耳处掌心稍微离开耳朵，以五指的指腹与侧头部接触，并微微抬起患者的头（微微侧屈）。

矫正的顺序

❶在患者吐气将尽之时，矫正者的左手微向头部上方牵引。

❷右手的掌根向患者眼睛并向地下的方向瞬间发力，完成矫正。

矫正前的注意事项

❶舒缓患部附近的软组织。

❷头不能做90°旋转的人禁用此法。

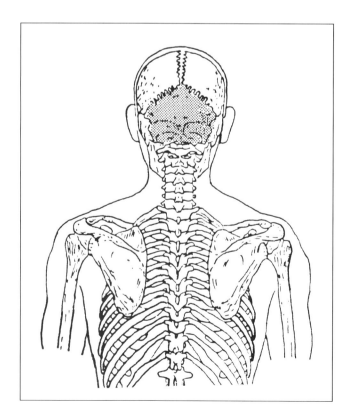

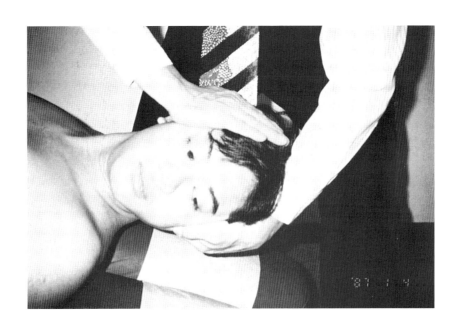

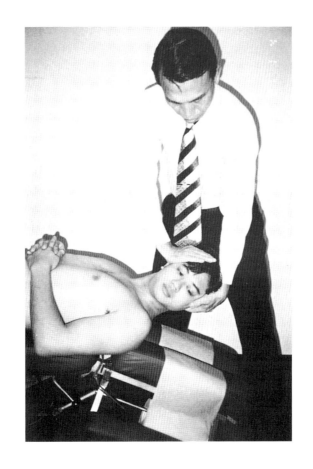

手法-3

枕骨矫正法（4）

症状

枕骨右后侧受限。

患者的姿势与位置

患者仰卧位，头不旋转，矫正床的头部为水平位。

矫正者的姿势与位置

矫正者站于患者头部的右侧方，两脚与肩幅同宽。

❶右手的指掌关节推开乳突骨附近的软组织后，紧贴于乳突骨上，前臂与床面平行。

❷左手置于患者左侧脸颊，掌心不能压住患者耳朵。

矫正的顺序

❶在患者吐气将尽之时，矫正者左手微将患者头部往头顶与矫正者的方向牵引（稍微侧屈）。

❷同时右手的指掌关节顶在乳突骨上，瞬间发力，完成矫正。力道是由右向左。

矫正前的注意事项

舒缓患部附近的软组织。

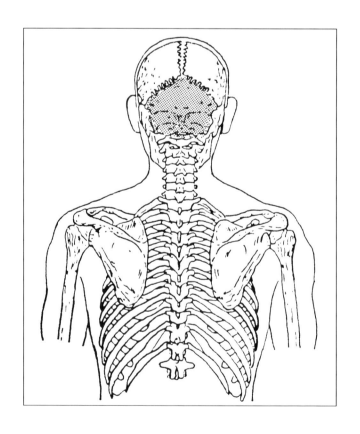

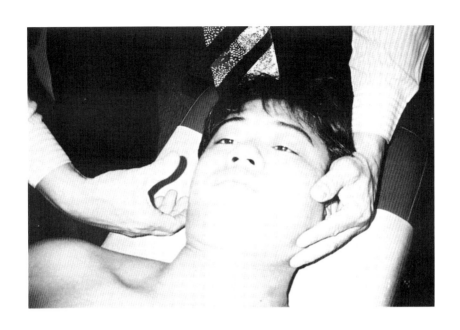

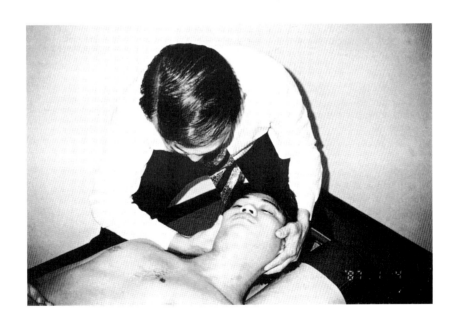

手法-4

枕骨矫正法（5）

症状

枕骨往前上位的调整（前屈受限）。

患者的姿势与位置

患者俯卧，矫正床的头部放低，患者下颚向前，全身放松。

矫正者的姿势与位置

矫正者站于患者左侧靠近骨盆的地方，脸朝向患者头部。

❶左手小鱼际外缘与患者枕骨隆突下缘接触。

❷右手掌根置于患者 T_1 棘突上方，手指朝向患者头部方位，中指根压于左手的指掌关节上，手背微屈。

矫正的顺序

右手微屈的手背伸平，力道推压于左手小鱼际并上推枕骨，出力的方向是由下往上，由后往前，持续约 30~60 秒，然后轻微发出顿力。

矫正前的注意事项

❶舒缓患部附近的软组织。

❷摘下眼镜。

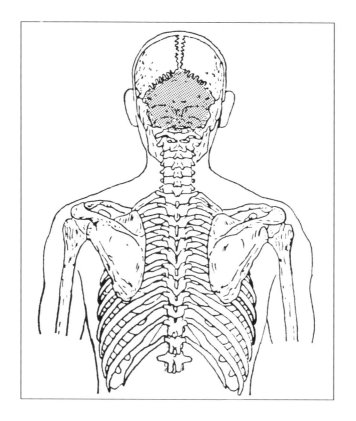

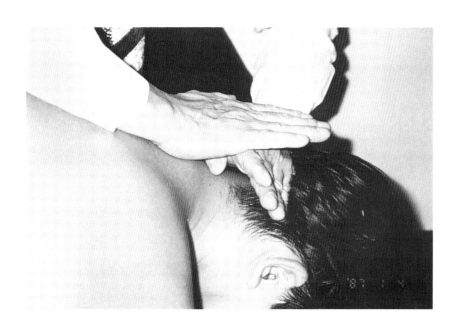

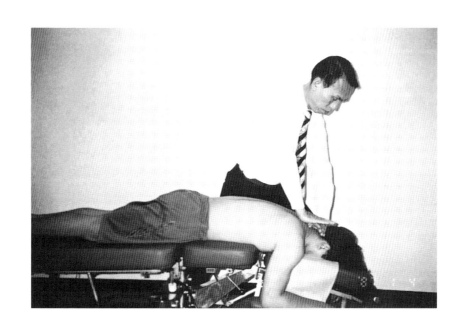

手法-5

枕骨矫正法（6）

症状

枕骨往前上位的调整（前屈受限）。

患者的姿势与位置

患者俯卧，矫正床的头部放低，患者下颚向前，全身放松。

矫正者的姿势与位置

矫正者以前弓后箭的姿势站于患者左侧，脸朝向患者头部的方向，胸骨移到患者背部的中心线上方。

❶右手的小鱼际，接触在患者右侧乳突骨上。

❷左手的小鱼际则置于患者左侧乳突骨上，两手的拇指朝向患者头顶的方向。

矫正的顺序

将后枕骨往头顶的方向推动牵引，时间持续约30～60秒，最后轻轻地发出顿力。（推力的方向是由下往上，由后往前）。

矫正前的注意事项

❶舒缓患部附近的软组织。

❷摘下眼镜。

❸颈椎有变形性脊椎病的患者，忌用顿力矫正。

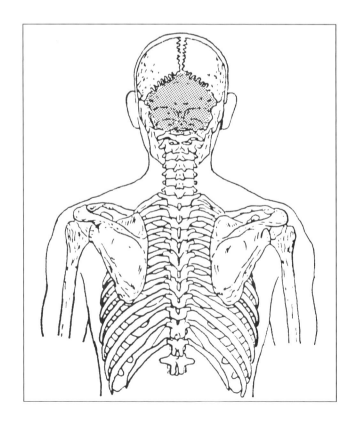

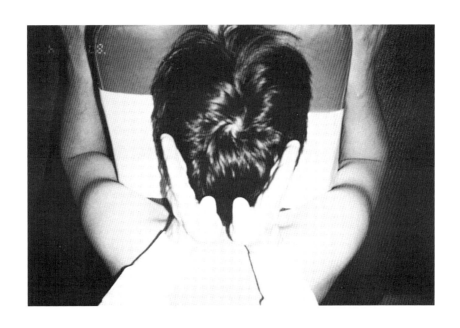

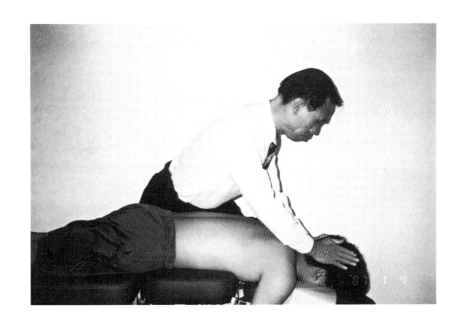

手法-6

枕骨矫正法（7）

症状

如枕骨两侧受限，则需调整两侧，单侧受限则调整单侧（后枕骨软组织绷紧，下颚贴近胸部有困难者，即头部前屈受限）。

患者的姿势与位置

患者仰卧，矫正床的头部放低，将患者的头向左旋转90°，患侧在上。

矫正者的姿势与位置

矫正者站于患侧（图为右侧）头部附近，面对患者成直角，两脚分开成八字形站立。

❶右手的指掌关节接触在患者右乳突上，其他的指头置于枕骨下方，手掌弯曲。

❷左手的食指与中指分开扣住患者下巴，无名指不要压住喉咙，拇指松开。

矫正的顺序

❶左手将患者的头往头顶的方向牵引。

❷右手的指掌关节由下往上，在患者吐气将尽之时瞬间发力，完成矫正。

矫正前的注意事项

❶舒缓患部附近的软组织。

❷急性期的后枕骨挫伤，不能使用此法。

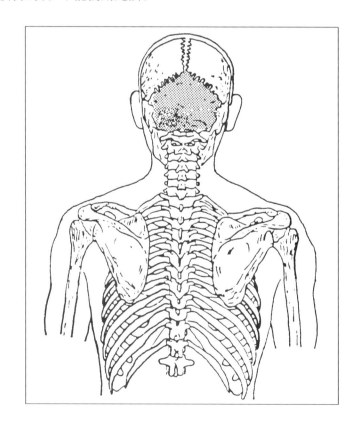

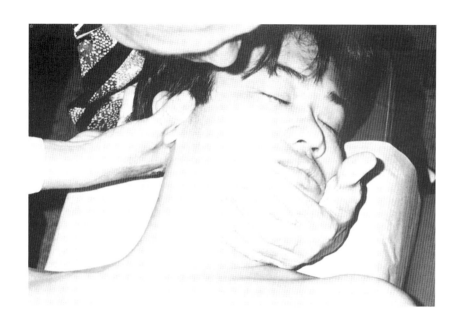

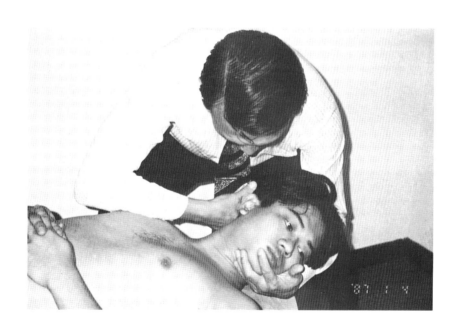

手法-7

枕骨矫正法（8）

症状

如枕骨两侧受限，则需调整两侧，单侧受限则调整单侧。（枕骨前部肌肉绷紧，下颚上举动作有困难者，即后仰受限。）

患者的姿势与位置

患者仰卧，矫正床的头部放低，将患者的头向左旋转90°，患侧在上。

矫正者的姿势与位置

矫正者站于患侧（图为右侧）头部附近，面对患者成直角，两脚分开成八字形站立。

❶右手的指掌关节接触在患者的右侧乳突骨上，前臂与患者成直角与床平行，手腕微微弯曲。

❷左手的食指与中指分开扣住患者的下巴，无名指不要压住喉咙，拇指松开。

矫正的顺序

❶左手将患者的下巴微微上抬，并往头顶的方向牵引。

❷同时在患者吐气将尽之时，右手由后枕骨往前面两眼之间的方向瞬间发力，完成矫正。

矫正前的注意事项

❶舒缓患部附近的软组织。

❷后枕骨挫伤急性期不能使用此法。

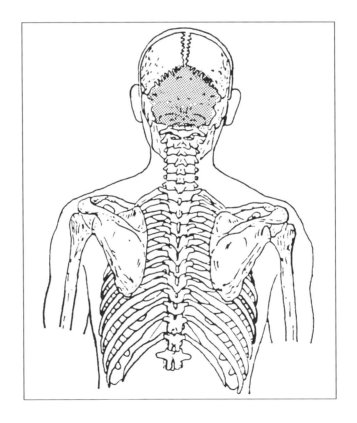

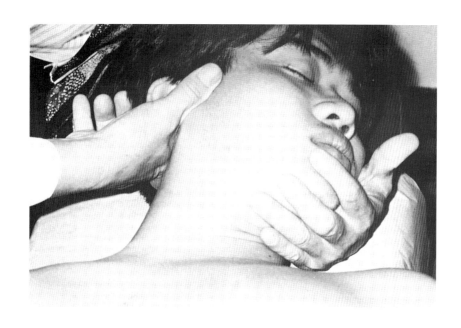

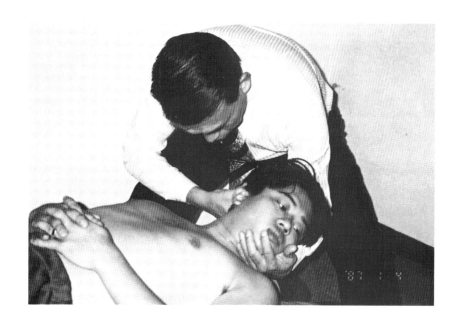

手法-8

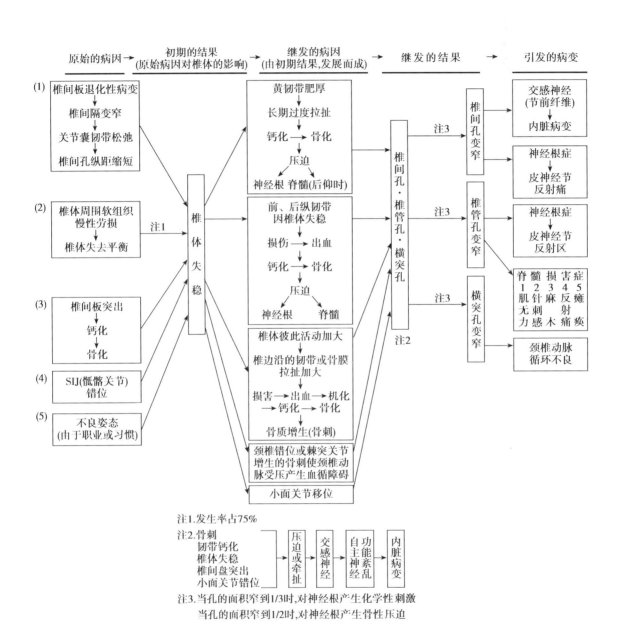

| 原始的病因 → | 初期的结果
(原始病因对椎体的影响) | 继发的病因
(由初期结果,发展而成) | 继发的结果 → | 引发的病变 |

脊椎椎体错位引发病变的机制 (苟亚博绘制)

注1.发生率占75%

注2.骨刺
韧带钙化
椎体失稳
椎间盘突出
小面关节错位 → 压迫或牵扯 → 交感神经 → 自主功能神经紊乱 → 内脏病变

注3.当孔的面积窄到1/3时,对神经根产生化学性刺激
当孔的面积窄到1/2时,对神经根产生骨性压迫

第三章 颈椎

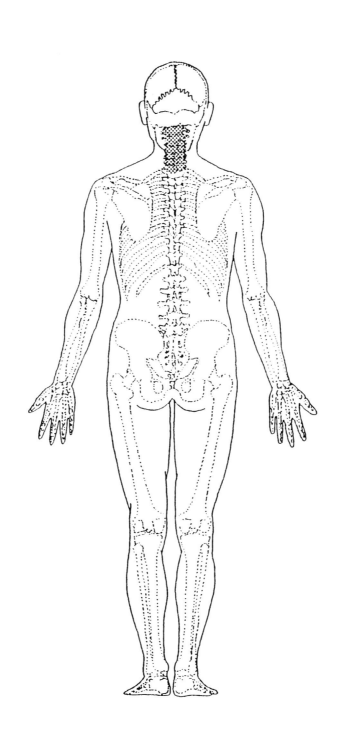

一、颈椎神经分布及其病症

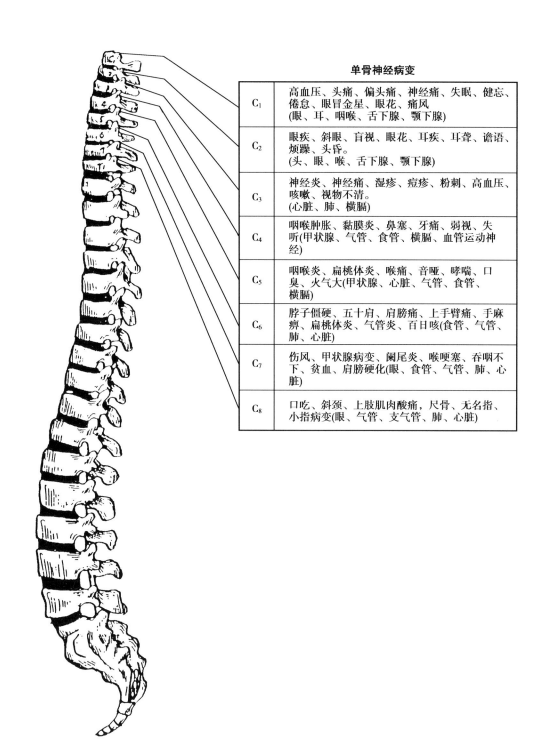

单骨神经病变

C$_1$	高血压、头痛、偏头痛、神经痛、失眠、健忘、倦怠、眼冒金星、眼花、痛风（眼、耳、咽喉、舌下腺、颚下腺）
C$_2$	眼疾、斜眼、盲视、眼花、耳疾、耳聋、谵语、烦躁、头昏。（头、眼、喉、舌下腺、颚下腺）
C$_3$	神经炎、神经痛、湿疹、痘疹、粉刺、高血压、咳嗽、视物不清。（心脏、肺、横膈）
C$_4$	咽喉肿胀、黏膜炎、鼻塞、牙痛、弱视、失听（甲状腺、气管、食管、横膈、血管运动神经）
C$_5$	咽喉炎、扁桃体炎、喉痛、音哑、哮喘、口臭、火气大（甲状腺、心脏、气管、食管、横膈）
C$_6$	脖子僵硬、五十肩、肩膀痛、上手臂痛、手麻痹、扁桃体炎、气管炎、百日咳（食管、气管、肺、心脏）
C$_7$	伤风、甲状腺病变、阑尾炎、喉哽塞、吞咽不下、贫血、肩膀硬化（眼、食管、气管、肺、心脏）
C$_8$	口吃、斜颈、上肢肌肉酸痛，尺骨、无名指、小指病变（眼、气管、支气管、肺、心脏）

颈神经分布及其病症

二、颈椎矫正前的安全检查

（一）颈椎矫正的禁忌事项

1. 未做 X 线检查以前，不做矫正。

2. 有血栓症（或血管硬化症）者，均不做矫正。

3. 肌肉痉挛（spasm）时不做矫正。

4. 未做舒缓前不做矫正。

5. 老年人有头晕（dizziness）和偏头痛（migraine）不宜做矫正。

6. 有风湿性关节炎，而且其椎间孔很小的患者，也不宜做矫正。

7. 关节应全部拉开，或旋转到极限才可以做矫正。

8. 颈部矫正之牵引动作，不可过大，也不可超过极限 2°~5°。

（二）颈椎安全检查的手法

1. 第一步（图 A）

患者仰卧，将头部及颈部悬于床外，做完全的后仰（extension）动作，约 5~7 秒，询问患者有无剧痛和晕昏，或想呕吐的情形。若有，即停止矫正手法。

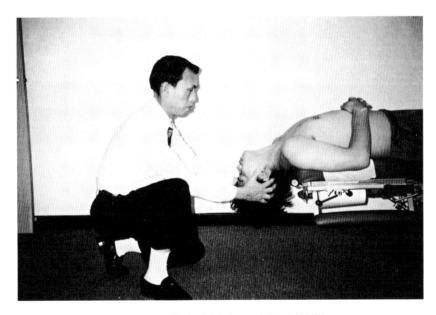

图 A 颈椎安全检查—后仰（仰卧）

2. 第二步（图 B）

续将后仰的头转到一侧的极限，持续 20～30 秒，然后询问患者有无眼球颤动的感觉，头晕或呕吐等不舒服的感觉。若有，即停止矫正。

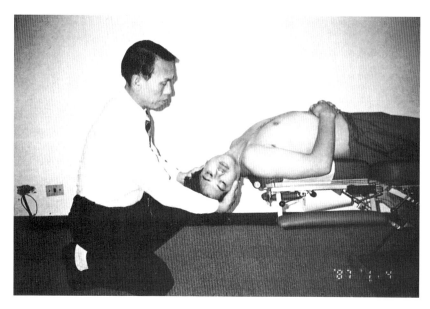

图 B　颈椎安全检查—侧转（仰卧）

3. 第三步（图 C、图 D）

患者坐姿，尽量向后仰（extension）头部，持续 20～30 秒后即转向一侧至极限。再持续 20～30 秒，询问患者有无头晕、呕吐、眼球跳动等不适感觉。若有，停止矫正。

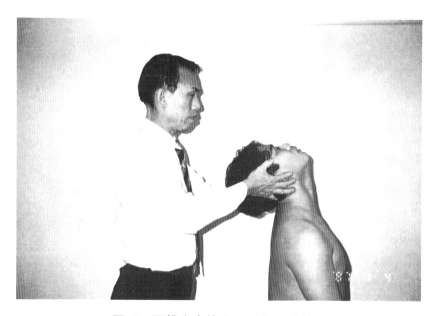

图 C　颈椎安全检查—后仰（坐姿）

4. 第四步

　　做完第三步的动作后，若患者反应正常，即依患者头部后仰的姿势，做旋转的动作到极限。倘若患者反应正常，即"通过安全检查"，就可以做颈部矫正。

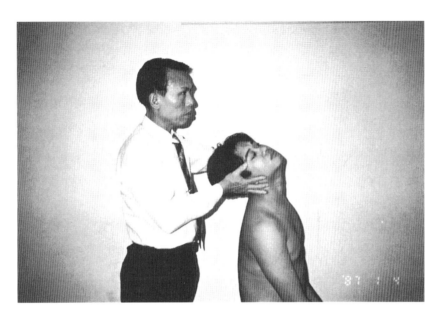

图 D　颈椎安全检查—侧转（坐姿）

三、颈椎神经的异常与皮神经节的关系及症状和矫正手法

（一）第一颈椎神经（C_1）的异常

主管椎动脉血液循环和内分泌功能。

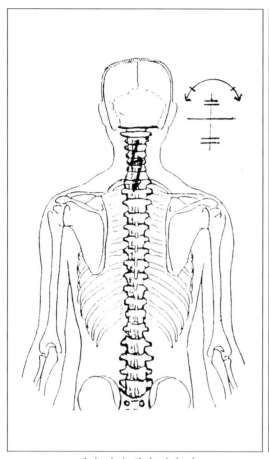

局部痛和局部反射痛　　　　　　　　皮神经节反射痛区

1. 病症—头痛、偏头痛、失眠、高血压、健忘、怠倦、焦躁、耳鸣、眼花、呕吐、做梦、发汗、发烧、发冷、心悸、喉哑、呼吸不畅。

2. 痛征—❶局部痛：急性或慢性在 C_0-C_3 间。

　　　　　❷局部反射痛：有时向下反射到两肩胛之间。

　　　　　❸皮神经节反射痛：在头的顶部。

3. 运动受限—前弯后仰受限。

4. 检查方法—❶患者采坐姿或仰卧均可，按压 C_0-C_1 有压痛点。

　　　　　　　❷在枕骨肌肉（suboccipital muscles）有缩短（shortened）、僵硬（stiffness）及触痛（tenderness）。

5. 舒缓区域—见下页图。

6. 矫正手法（Manipulatoin technique）—（参考手法-9～手法-12）

第一颈椎神经的软组织舒缓区域

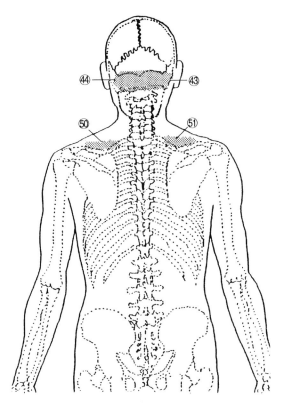
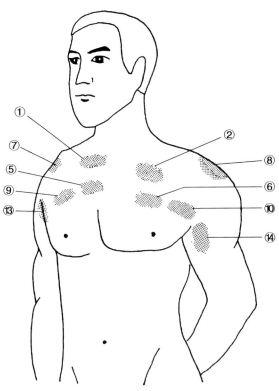

①锁骨与胸骨柄连接处附近　⑬三角肌与肱二头肌缝
⑦肩锁关节　　　　　　　　㊸枕骨下缘
⑨胸大肌　　　　　　　　　㊶提肩胛肌
⑤胸小肌

第一颈椎矫正法

第一颈椎矫正法（1）

症状

右侧寰椎受限。

患者的姿势与位置

患者仰卧，矫正床的头部降低，将患者的头向左旋转90°，患侧在上。

矫正者的姿势与位置

矫正者站于患者右侧头部附近，面对患者成直角，两脚分开成八字形站立；

❶右手的中指先确认出寰椎的位置后（图A在乳突骨与下颌角的连线中心点上），以豆状骨接触住，手指头朝向头顶的方向（图B）。

❷豆状骨推开寰椎附近的软组织后，将左手往下巴方向旋转，食指置于下嘴唇边，其余指头并排贴住，无名指在下颚的下方，手肘伸直，并靠近身体（图C）。

矫正的顺序

❶右手将患者的头往头顶的方向牵引。

❷左手同时在患者吐气将尽之时，从豆状骨瞬间发力，完成矫正。发力的方向是由左向右。

矫正前的注意事项

❶舒缓患部附近的软组织。

❷有如下情形者忌用此法。

    a. 头不能90°旋转者。

    b. 颈椎变形者。

    c. 骨质疏松者。

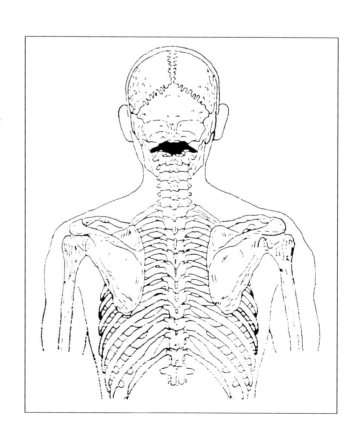

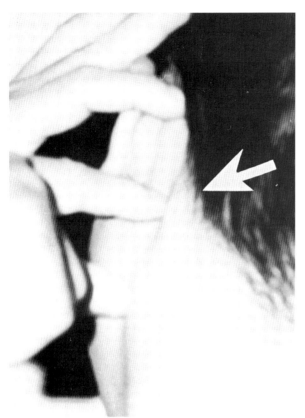

图 A

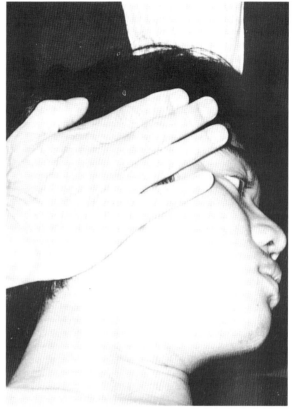

图 B

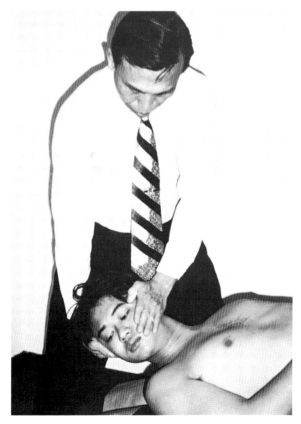

图 C

手法-9

第一颈椎矫正法（2）

症状

右侧寰椎受限。

患者的姿势与位置

患者仰卧，矫正床的头部为水平方位，脸朝上。

矫正者的姿势与位置

矫正者站于患者头部右侧，面对患者成直角，两脚分开成八字形站立。

❶右手指掌关节，接触在寰椎的横突上，并推开附近的软组织，前臂与床面平行，手掌稍微向无名指侧屈，手肘贴近身体。

❷左手掌贴在患者左侧脸颊，掌心不必贴压耳朵，并将头朝向患侧（右侧）侧屈牵引。

矫正的顺序

在患者吐气将尽之时，左手向患者头顶及矫正者身体的方向牵引的同时，右手瞬间发力，发力的方向是：

❶向患者左边（健侧）肩膀的方向发力时，是矫正 C_1 与 C_2 之间的关节。

❷向患者左眼方向发力是矫正枕骨与 C_1 之间的关节。

矫正前的注意事项

❶舒缓患部附近的软组织。

❷此手法适合矫正者体型较小的人使用。

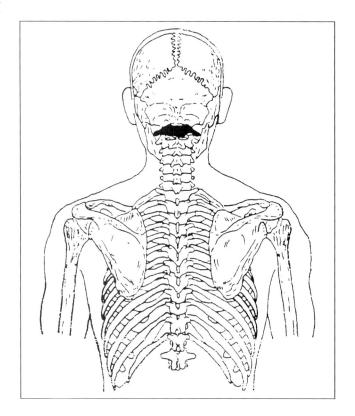

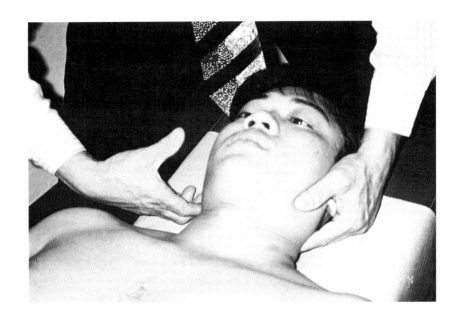

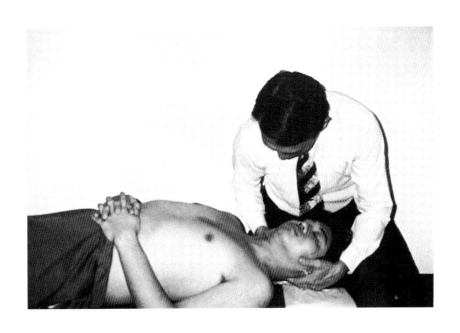

手法-10

第一颈椎矫正法（3）

症状

左侧寰椎向下受限。

患者的姿势与位置

患者仰卧位，矫正床的头部放低，将患者的头向右旋转90°患侧在上。

矫正者的姿势与位置

矫正者站于矫正床的头部左侧方方向，两脚分开成八字形站立，与患者的患侧成45°角，脸朝向患者头部。

❶右手掌置于患者右侧脸颊，掌心不要贴压住耳朵，环指与无名指放在枕骨上。

❷左手指掌关节推开患者左侧寰椎附近的软组织后，贴在寰椎的横突上方，手掌向无名指方向侧屈，两肘伸直。

矫正的顺序

❶右手将患者的头侧屈，屈向左侧的肩锁关节的方向。

❷同时在患者吐气将尽之时，左手瞬间发力，发力的方向是由上向下，由后向前，完成矫正。

矫正前的注意事项

❶舒缓患部附近的软组织。

❷有如下情形者，忌用此法。

　　a. 头不能90°旋转者。

　　b. 颈部变形者。

　　c. 骨质疏松者。

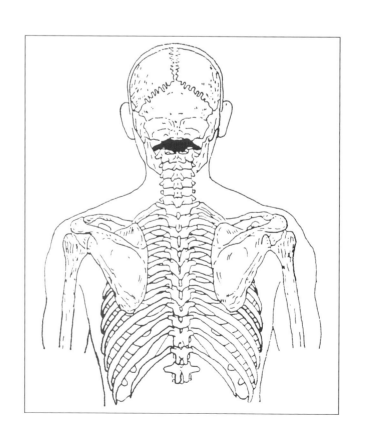

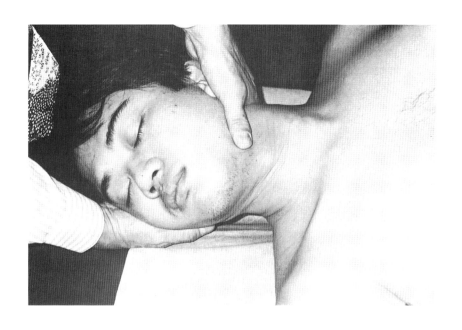

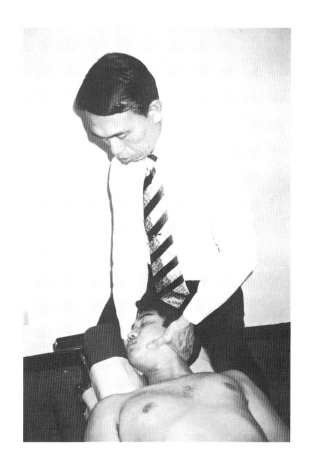

手法-11

第一颈椎矫正法（4）

症状

第一颈椎右后方受限（RPC_1）。

患者的姿势与位置

患者成坐位姿势，坐椅降低，患者肩部最好与矫正者胸位平齐。

矫正者的姿势与位置

矫正者站于患者左侧（健侧）稍微偏后方的位置，并以身体支撑患者的肩与身体。

❶左手的食指或中指，由患者右侧的后方向前方推开患部附近的软组织后，贴在 C_2 的右侧横突上（也可以中指压在食指上增加力道）手肘贴近身体。

❷右手的手掌贴在患者左侧（健侧）的乳突骨与枕骨的下方，手指头朝上。

矫正的顺序

❶矫正者的两手同时，将患者的头部略微往上牵引并向患侧侧屈。

❷右手将患者头部推向右侧后方旋转的同时，左手钩住患者 C_1 右侧横突往前对拉，完成矫正。

矫正前的注意事项

舒缓患部附近的软组织。

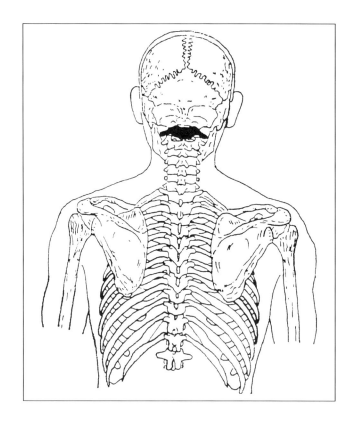

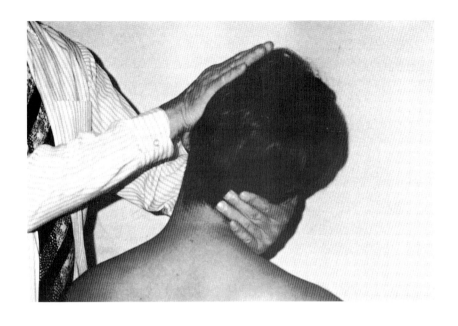

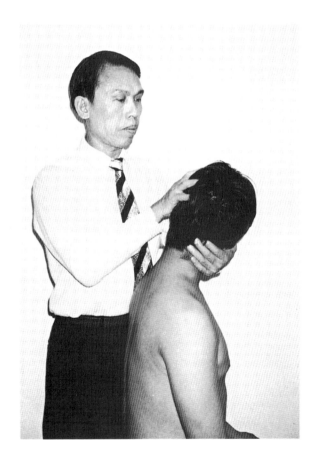

手法-12

（二）第二颈椎神经（C₂）的异常

主管下巴及咽喉和声带的神经。

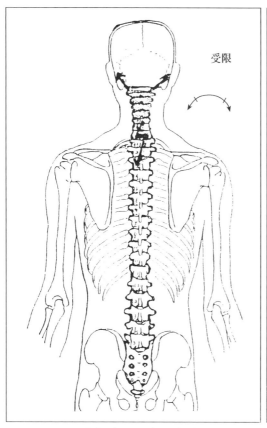

受限

局部痛和局部反射痛　　　　　　　　　皮神经节反射痛区

1. 病症—眼疾、盲视、斜视、耳疾、谵语、鼻窦炎、鼻过敏、重听、舌下腺炎、癫痫、声音沙哑、耳痛、头晕、头痛、耳鸣。

2. 痛征—❶局部痛：急性或慢性，痛区在 C_1-C_4。

        ❷局部反射痛：有时向上反射到耳后，有时向下反射到两个肩胛骨之间。

        ❸皮神经节反射区：在脸之中部（包括前额、眼、鼻、嘴）及后颈。

3. 运动受限—左右旋转受限，且有痛端。

    ☆若 C_1 和 C_2 移位，则产生严重的左右旋转困难。

4. 检查方法—❶患者采坐姿或仰卧均可，按压 C_1-C_2 有压痛点。

        ❷提肩胛肌（levator scapulae）和枕骨肌（suboccipital muscle），或斜方肌（trapezius muscle）有缩短、拉紧的感觉。

5. 舒缓区域—见下页图。

6. 矫正手法—（参考手法-13 ~ 手法-17）。

第二颈椎神经的软组织舒缓区域

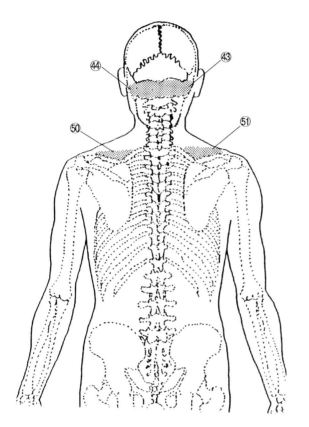 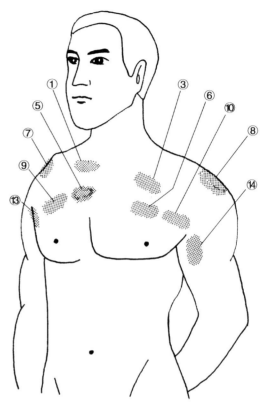

①锁骨与胸骨柄连接处附近　　　⑬三角肌与肱二头肌缝
⑦肩锁关节　　　　　　　　　　⑭枕骨下缘
⑨胸大肌　　　　　　　　　　　⑤提肩胛肌
⑤胸小肌

第二颈椎神经的软组织舒缓区域

第二颈椎矫正法

第二颈椎矫正法（1）

症状

枢椎右后侧受限（RPC₂）。

患者的姿势与位置

患者仰卧，矫正床的头部放低。

矫正者的姿势与位置

矫正者半蹲于患者右侧靠近头部的地方，脸朝向患者头部。

❶左手食指与中指分开扣住患者下巴，无名指不要压到喉咙，左前臂贴在患者左脸颊，上臂贴在患者头顶呈抱住头的形状，让患者有安全感。然后将头向左旋转90°，患侧在上。

❷右手的指掌关节推开C₂关节突附近的软组织后，贴在C₂的关节突上，拇指不要压住颈部肌肉，手腕向无名指方向侧屈，手肘与身体贴紧。

矫正的顺序

❶左手向患者头部的方向牵引，注意不能将下颚上举。

❷右手在患者吐气将尽之时，瞬间发力，完成矫正，发力的方向是由后向前并向患者左眼的方向。

矫正前的注意事项

❶舒缓患部附近的软组织。

❷头不能旋转90°的患者，不宜用此法。

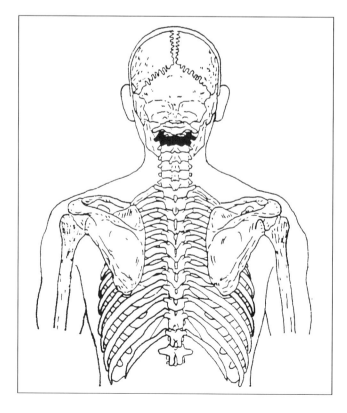

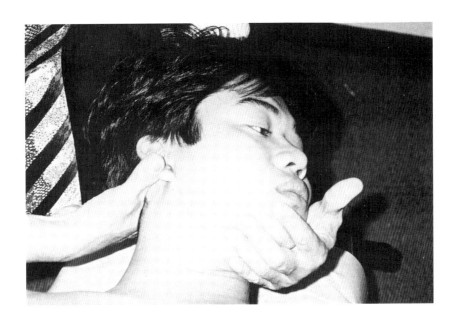

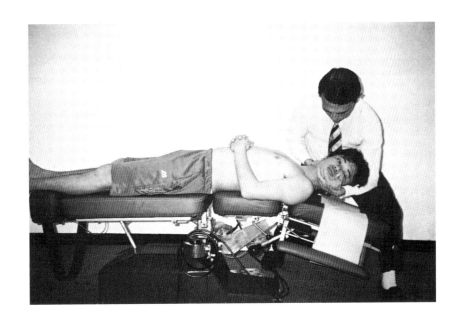

手法-13

第二颈椎矫正法（2）

症状

第二颈椎右后方受限（RPC_2）。

患者的姿势与位置

患者仰卧，头部向左旋转45°，患侧在上，矫正床的头部水平位。

矫正者的姿势与位置

矫正者弯腰站于患者右侧头部，脸朝向患者。

❶左手掌置于患者左侧脸颊，掌心不要贴压住患者耳朵。

❷右手的指掌关节推开 C_2 关节突附近的软组织后，顶在右 C_2 关节突上，手掌微向无名指方向侧屈，手肘贴近身体。

矫正的顺序

❶矫正者左手微向患者头顶的方向牵引，并拉开 C_2 健侧的关节。

❷右手同时在患者吐气将尽之时，瞬间发力，完成矫正，发力的方向是由后向前。

矫正前的注意事项

❶舒缓患部附近的软组织。

❷此法从 C_2-C_5 均可适用。

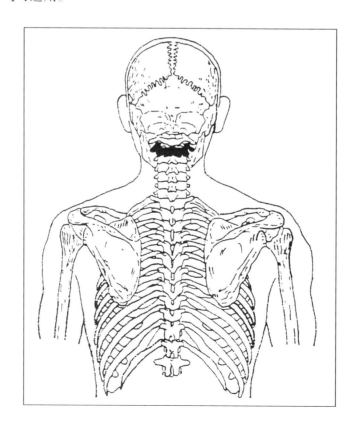

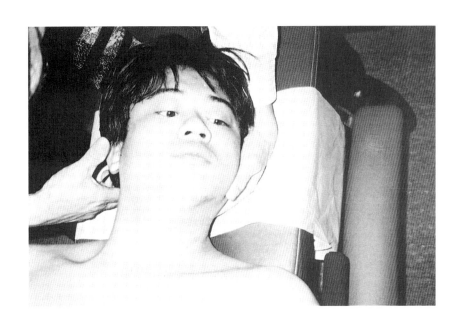

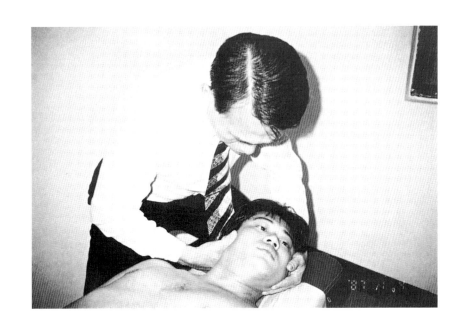

手法-14

第二颈椎矫正法（3）

症状

第二颈椎右下方受限（RIC_2）。

患者的姿势与位置

患者仰卧，鼻子朝上，头微向患侧侧屈，矫正床的头部水平位。

矫正者的姿势与位置

矫正者弯腰站于患者右侧头部，脸朝向患者。

❶左手掌置于患者左侧脸颊，掌心不要贴压住患者耳朵。

❷右手的指掌关节，推开 C_2 关节突附近的软组织后，顶在 C_2 的关节突上，手掌微向无名指侧屈，前臂尽量与床水平，手肘贴近身体。

矫正的顺序

❶矫正者左手微向患者头顶方向牵引，并拉开 C_2 健侧的关节。

❷同时右手在患者吐气将尽之时，瞬间发力，发力的方向是由下向上向左眼的方向。

矫正前的注意事项

❶舒缓患部附近的软组织。

❷此法从 C_2-C_5 的颈椎右下方受限均适用。

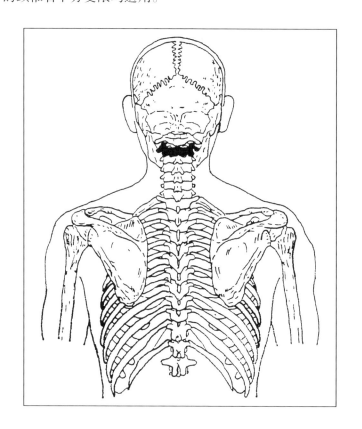

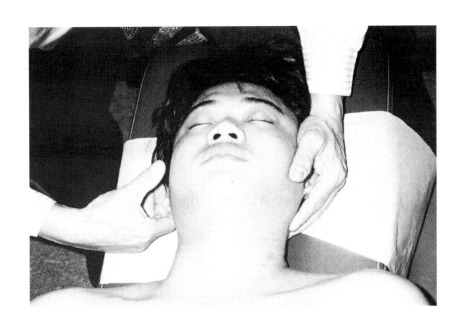

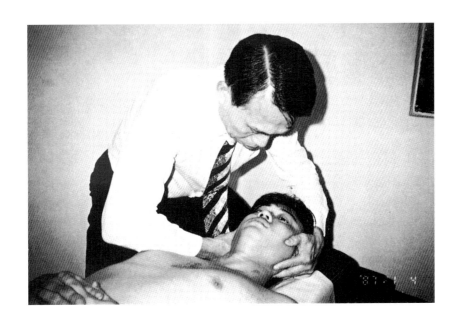

手法-15

第二颈椎矫正法（4）

症状

第二颈椎右侧方受限（RLC_2）。

患者的姿势与位置

患者仰卧，鼻子朝上，矫正床的头部为水平方位。

矫正者的姿势与位置

矫正者弯腰站于患者右侧头部，脸朝向患者。

❶左手掌置于患者左侧脸颊，掌心不要贴压住患者耳朵。

❷右手的指掌关节，推开 C_2 关节突附近的软组织后，顶在 C_2 的关节突上，手掌微向无名指方向侧屈，前臂尽量与床面水平，手肘贴近身体。

矫正的顺序

❶矫正者左手微向患者头顶方向牵引，并拉开 C_2 健侧的关节。

❷同时右手在患者吐气将尽之时，瞬间发力，完成矫正，发力的方向是由右向左。

矫正前的注意事项

❶舒缓患部附近的软组织。

❷此法适合 C_2-C_5 的颈椎右侧方受限。

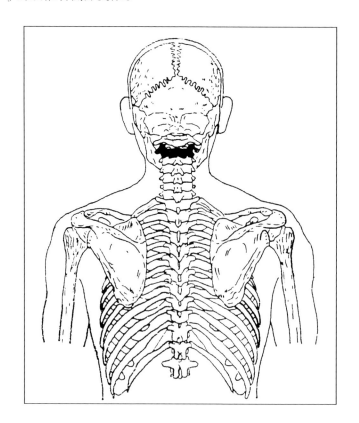

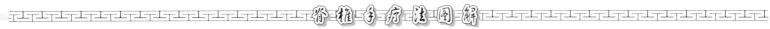
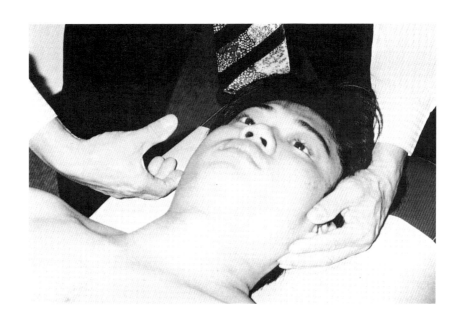

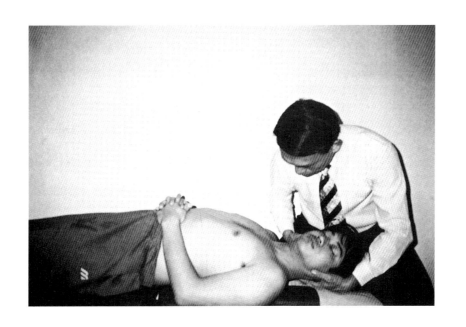

手法-16

第二颈椎矫正法（5）

症状

第二颈椎左侧受限（本手法适用 C_2-T_2 的椎体）。

患者的姿势与位置

患者坐于矫正床或椅子上，全身放松，肩部尽量与矫正者的胸部平齐。

矫正者的姿势与位置

矫正者站于患者右侧背后，脸朝向患者，并以身体支撑着患者的肩与身体。

❶矫正者的左手拇指与食指跨压在第三颈椎两侧的关节突上。

❷矫正者的右手环指抓紧第二颈椎的左侧关节突，前臂贴在患者左侧下巴，上臂紧贴着矫正者身体；并让患者的右侧脸颊，贴在矫正者的右胸部。

矫正的顺序

❶矫正者的左手稳住患者第三颈椎。

❷矫正者的右手带动患者的头部使略微后仰，并配合着矫正者身体向右后方的微旋转，患者的第二颈椎便完成矫正。

矫正前的注意事项

舒缓患部附近的软组织。

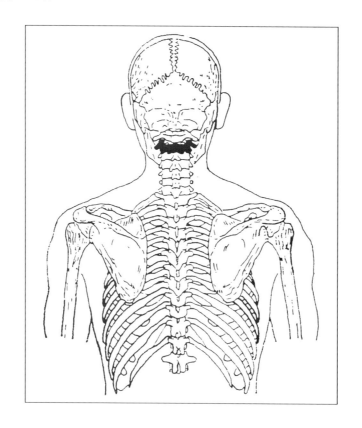

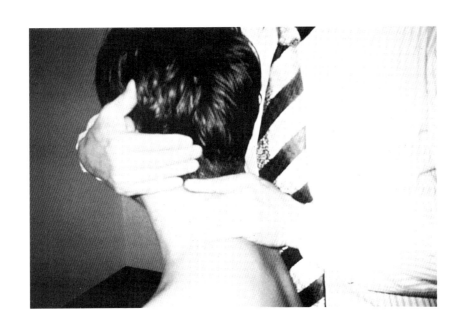

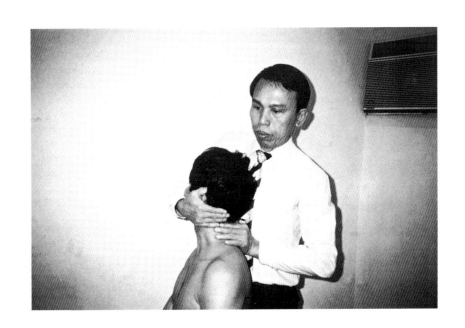

手法-17

（三）第三颈椎神经（C₃）的异常

主管肩部和膈神经。

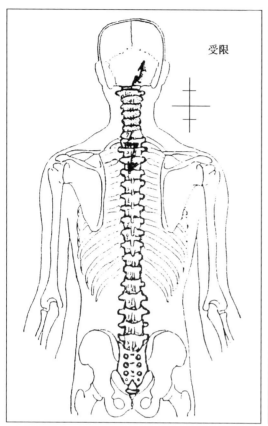

局部痛和局部反射痛	皮神经节反射痛区

1. 病症—牙痛、颚痛、颜面麻痹、湿疹、无法张大口、粉刺、恶心、呕吐。
   ☆若 C_3 和 C_4 两椎的神经根异常，则有以下病症，如：心脏、主动脉、胸膜、胃、肝、胆管
   病变、肩膀无力、呼吸困难、肩膀酸痛。
2. 痛征—❶局部痛：急性或慢性，痛区在 C_1-C_4。
   ❷局部反射痛：向上反射到枕骨，向下反射到 T_5、T_6、T_7 及 T_8。
3. 运动受限—前弯、后仰受限。
4. 检查方法—❶患者采坐姿或仰卧均可，按压 C_2-C_3 有压痛点。
   ❷提肩胛肌、枕骨肌和斜方肌有无力和缩短的感觉。
5. 舒缓区域—见下页图。
6. 矫正手法—（参考手法-18～手法-21）

第三颈椎神经软组织的舒缓区域

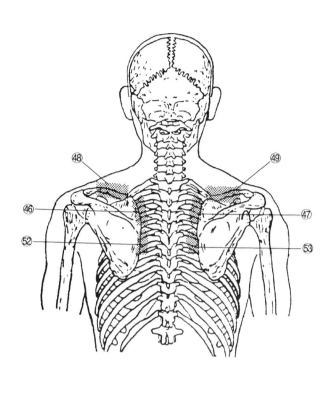

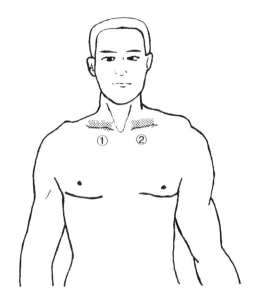

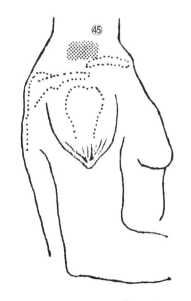

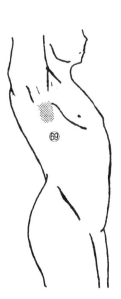

㊾提肩胛肌　　①胸锁乳突肌
㊼小菱形肌　　㊺前、中斜角肌
㊾大菱形肌　　㊿腋下前锯肌

第三颈椎矫正法

第三颈椎矫正法（1）

症状

第三颈椎左后方受限（LPC_3）。

患者的姿势与位置

患者仰卧，矫正床的头部在上位颈椎时为水平方位，在下位颈椎时则上提。头向健侧旋转，患侧在上。

矫正者的姿势与位置

矫正者站于患者健侧头部外侧上方45°角的方位，面对患者头部，两脚分开站立或前弓后箭的姿势均可。

❶右手的食指或中指推开患部附近的软组织后，贴在C_3左边关节突上，也可以以食指压在关节突上，中指压在食指上加强支撑。

❷左手掌置于患者右侧脸颊，掌心不要贴压住耳朵，指腹与枕骨下缘接触。

矫正的顺序

❶左手稳定患者头部不动，只做固定。

❷右手在患者吐气将尽之时，瞬间发力，完成矫正，发力的方向是由后向前并向患者右眼的方向发力。

矫正前的注意事项

❶舒缓患部附近的软组织。
❷此法类似颈椎的坐姿矫正法。

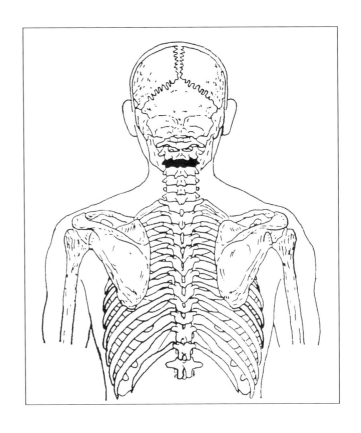

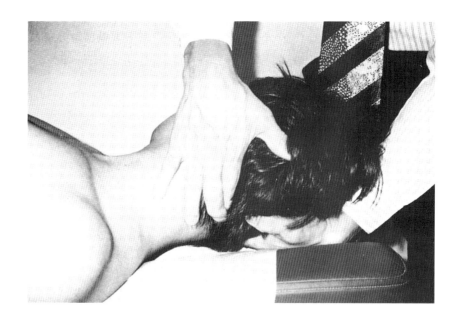

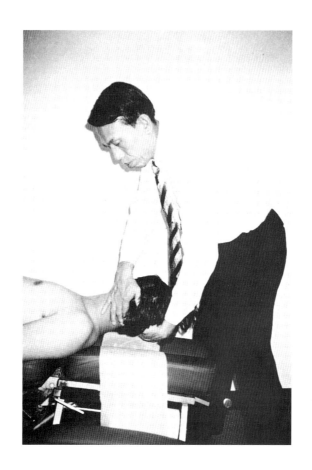

手法-18

第三颈椎矫正法（2）

症状

第三颈椎右后方受限（RPC$_3$）。

患者的姿势与位置

患者仰卧，矫正床的头部降低，将患者的头向左旋转，转到锁住（LOCK）为止，患侧在上。

矫正者的姿势与位置

矫正者站于患者右侧头部附近，脸朝向患者，两脚分开站立。
❶左手掌置于患者左侧脸颊上，掌心不要贴压住患者耳朵。
❷右手拇指指腹，推开患部附近软组织后，贴在C$_3$关节突上，其他手指则斜向贴在脸颊上。

矫正的顺序

❶左手将颈椎固定后，微向患者头顶方向牵引。
❷同时右手在患者吐气将尽之际，将患者下巴微微上抬并作旋转的瞬间发力，完成矫正，发力的方向是由后向前，旋转则是短弧旋转不能超越2°~5°。

矫正前的注意事项

❶舒缓患部附近的软组织。
❷矫正者的肘尽量靠近身体。
❸拇指的接触点是拇指指腹靠近拇指内侧的部位，不是拇指指腹的中央。

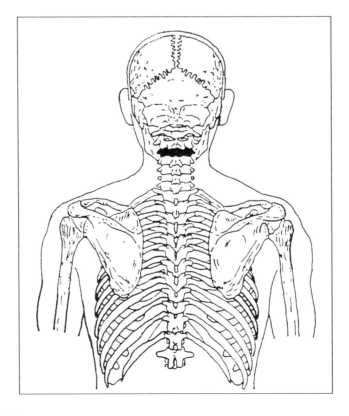

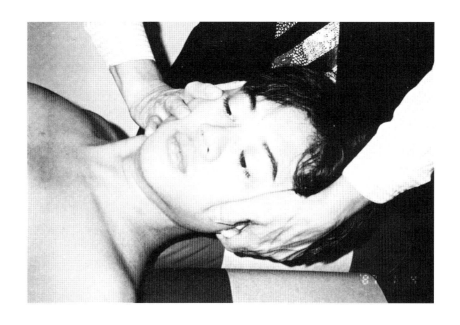

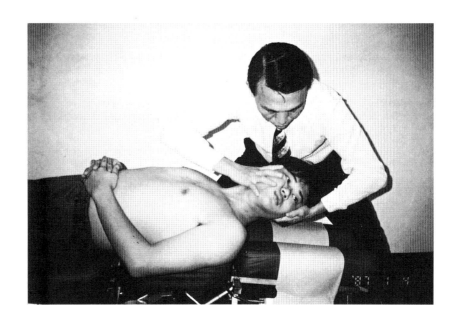

手法-19

第三颈椎矫正法（3）

症状

第三颈椎右后方受限（RPC$_3$）。

患者的姿势与位置

患者仰卧，矫正床头部的位置，视患部位置而调整，高颈椎矫正床的头部放低，低颈则抬高。

矫正者的姿势与位置

矫正者站于患者头部的上方，脸朝向患者，两脚分开站立。

❶左手掌置于患者左脸颊，拇指贴在左下颌骨上，其余四指放在后枕骨上。

❷右手食指指腹（或中指）由后向前推开患部附近的软组织后，贴在 C$_3$ 关节突上，手掌微向环指方向侧屈，拇指贴在患者右下颌骨上。

矫正的顺序

❶两手同时将患者的头微微搬向右侧侧屈，且略带牵引，随即将患者的头向左侧旋转45°。

❷同时右手的食指微向内压着关节突（锁定），并瞬间发力，完成矫正。发力的方向是由后向前向患者左眼的方向，而左手仅负责支撑头部。

矫正前的注意事项

舒缓患部附近的软组织。

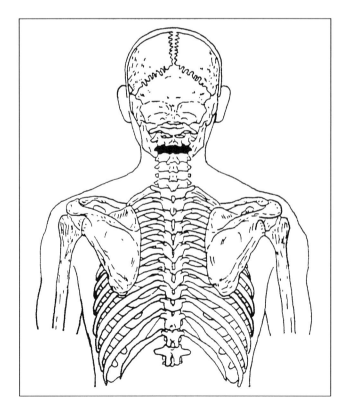

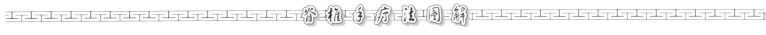

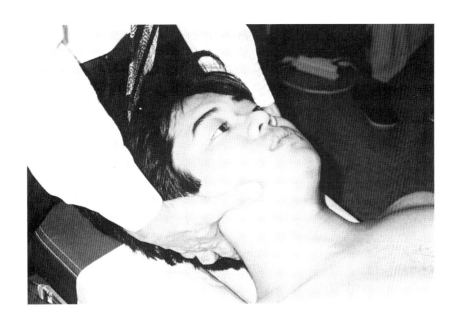

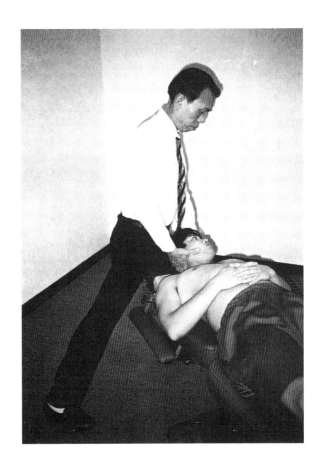

手法-20

第三颈椎矫正法（4）

症状

第三颈椎左侧受限（LPC₃）。

患者的姿势与位置

患者成坐位姿势，坐椅降低，患者肩部最好与矫正者胸位平齐。

矫正者的姿势与位置

矫正者站于患者右侧（健侧）稍微偏后方的位置，并以身体支撑患者的肩与身体。

❶右手的食指或中指，由患者前面穿过到患者左侧的后方，从后方向前方推开患部附近的软组织后，贴在 C₃ 的左关节突上（也可以以中指压在食指上增加力道），手肘贴近矫正者的身体。

❷左手的手掌贴在患者右侧（健侧）头部的耳朵上方，手指头朝向前额发际的方向。

矫正的顺序

❶矫正者的两手，同时将患者的头部略微往上牵引，并向左侧（患侧）侧屈。

❷左手将患者头部，向右后侧方旋转的同时，右手钩住患者 C₃ 左关节突，往前右方对拉，完成矫正。

矫正前的注意事项

舒缓患部附近的软组织。

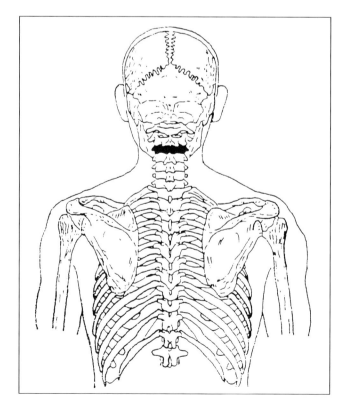

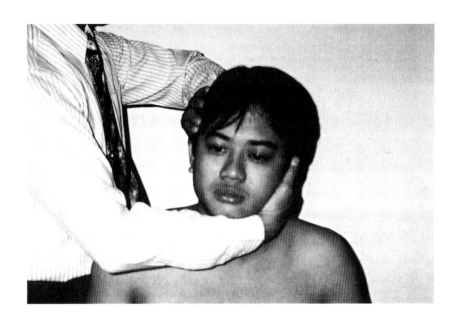

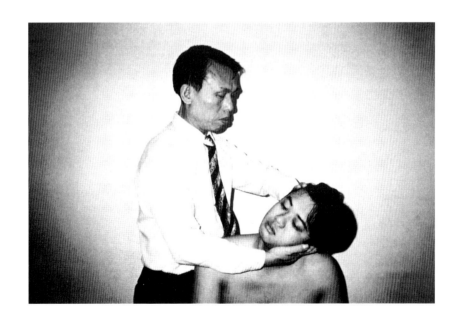

手法-21

（四）第四颈椎神经（C_4）的异常

主管咽喉、声带、横膈、颈部肌肉。

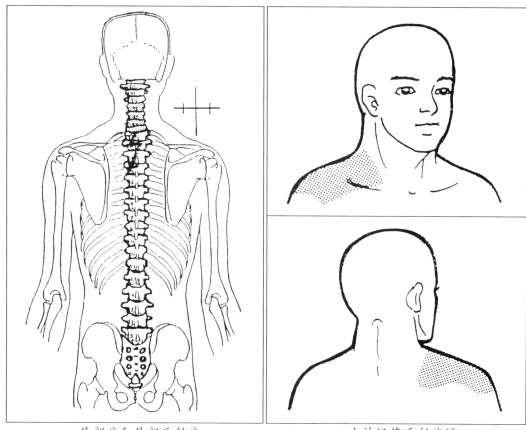

局部痛和局部反射痛　　　　　　皮神经节反射痛区

1. 病症—咳嗽、打哈欠、声音嘶哑、咽喉肿胀、甲状腺病变、鼻塞、弱视。

　　☆若 C_3-C_4 的神经同时受压迫，下列各器官会出现病症：如心脏、主动脉、胸膜、胃、肝。

2. 痛征—❶局部痛：颈椎下半部呈急性或慢性痛，痛区在 C_3-C_7。

　　　　　❷局部反射痛：向下反射到第五及第六胸椎。

　　　　　❸皮神经节反射区：在肩的前后。

3. 运动受限—向左侧弯曲（left sidebending）或向右侧弯曲（right sidebending）受限。

4. 检查方法—❶患者采坐姿或仰卧均可，按压 C_3-C_4 有压痛点。

　　　　　　 ❷提肩胛肌、斜方肌和颈回转肌（rotators）有缩短、拉紧的感觉。

5. 舒缓区域—见下页图。

6. 矫正手法—（参考手法-22 ~ 手法-25）

第四颈椎神经软组织的舒缓区域

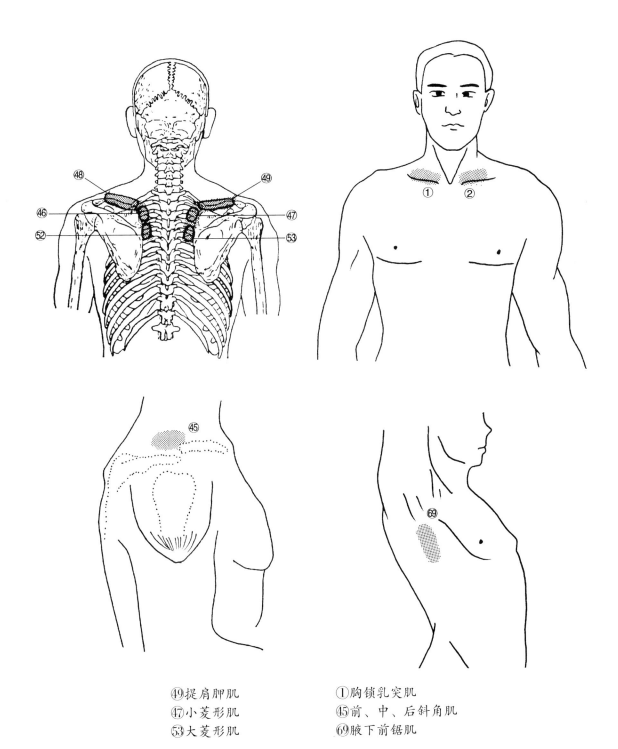

㊽提肩胛肌　　　　　①胸锁乳突肌

㊼小菱形肌　　　　　㊺前、中、后斜角肌

㊾大菱形肌　　　　　㊿腋下前锯肌

第四颈椎矫正法

第四颈椎矫正法（1）

症状

第四颈椎后仰受限（头部前屈角度过大）。

患者的姿势与位置

患者俯卧，矫正床的头部放低，并将患者下颚往前牵引。

矫正者的姿势与位置

矫正者以前弓后箭的姿势站于患者左侧方，脸朝向患者头部。

❶左手掌扶着患者的前额。

❷右手拇指与食指的指掌关节置于 C_4 棘突的下方，并缓慢推开软组织后贴紧。

矫正的顺序

在患者吐气将尽之时，矫正者的左手微将患者的前额往上牵引，同时右手瞬间发力，发力的方向是由下向上，由后向前。

矫正前的注意事项

❶舒缓患部附近的软组织。

❷从 C_2-C_5 前屈受限均可使用此法。

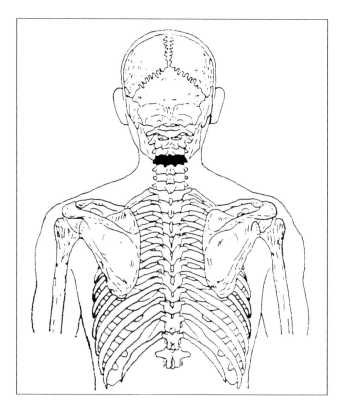

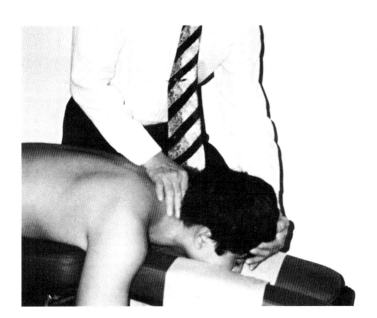

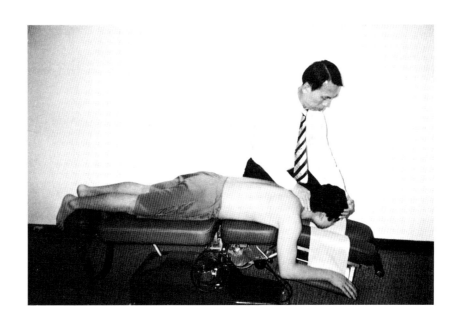

手法-22

第四颈椎矫正法（2）

症状

第四颈椎左后方受限（LPC$_4$）。

患者的姿势与位置

患者仰卧，矫正床的头部为水平位。

矫正者的姿势与位置

矫正者取椅子坐于患者头部的上方，面对患者头部。

❶右手掌贴于患者右脸颊，稳定患者头部。

❷左手拇指指腹推开患部附近的软组织后，贴于患者 C$_4$ 的左关节突上。

矫正的顺序

❶两手同时带动患者头部转向右侧（健侧）。

❷左手拇指压在 C$_4$ 关节突后固定住，右手缓慢将患者头部转回患侧（左侧）到患者能承受的极限处，右手即轻轻地离开患者右脸颊，此时左手的拇指利用患者头部的重量，在 C$_4$ 关节突上继续朝患者右肩及天花板的方向施压，并持续60秒，可重复再作一次。

矫正前的注意事项

舒缓患部附近的软组织。

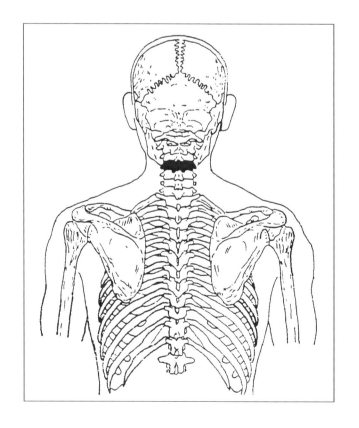

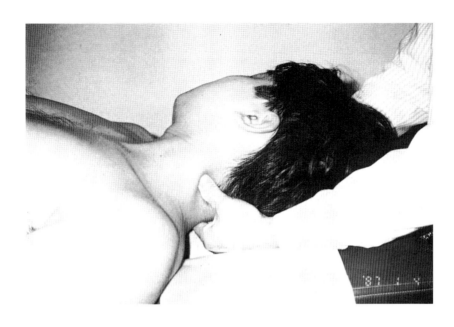

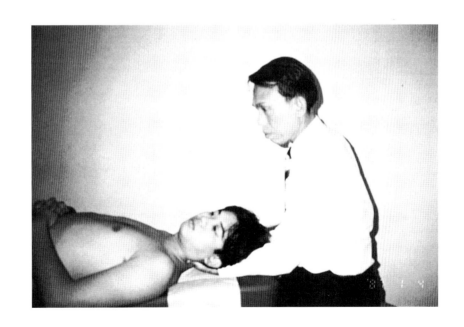

手法-23

第四颈椎矫正法（3）

症状

第四颈椎右后方受限（RPC$_4$）。

患者的姿势与位置

患者俯卧，全身放松，矫正床的头部调低，将要矫正的部位 C$_4$ 置于矫正床的头部与胸部之间，尽可能将脸转到左边，患侧在下。

矫正者的姿势与位置

矫正者站于患者右侧（患侧）靠近腰部的地方，以前弓后箭的姿势，尽量弯腰（几乎要覆盖住患者的姿势）。

❶右手的指掌关节将患部附近的软组织推开后贴在 C$_4$ 的关节突上，前臂放低尽量与床平行并成直角，手腕微向无名指处侧屈。

❷左手掌压在患者左侧头部，掌心不要贴压于耳朵上。

矫正的顺序

❶左手将患者的头微向头顶的方向牵引，并向患者右侧旋转。

❷在转到极限之际，配合着患者吐气将尽之同时，右手瞬间发力，发力的方向是由右向左。

矫正前的注意事项

❶舒缓患部附近的软组织。

❷此手法适用 C$_2$-C$_4$ 的颈椎矫正。

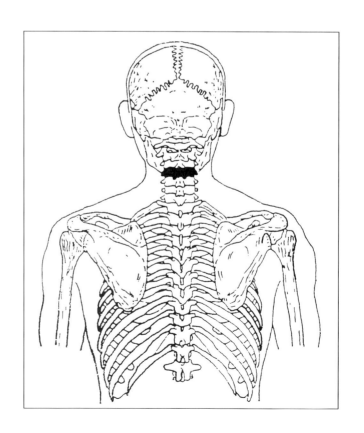

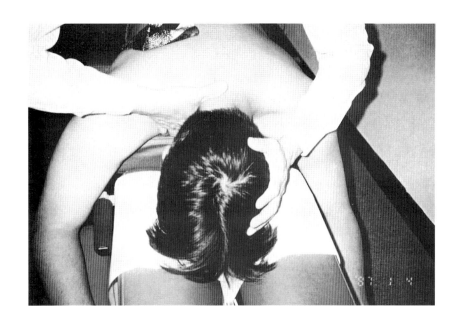

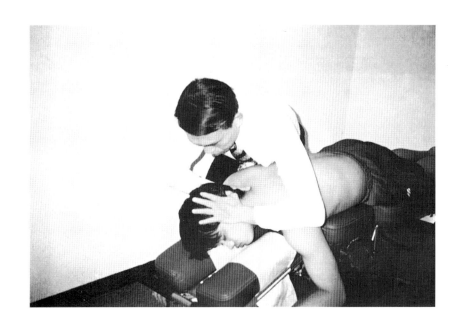

手法-24

第四颈椎矫正法（4）

症状

第四颈椎右侧受限（RPC$_4$）。

患者的姿势与位置

患者成坐位姿势，坐椅降低，患者肩部最好与矫正者胸位平齐。

矫正者的姿势与位置

矫正者站于患者左侧（健侧）稍微偏后方的位置，并以身体支撑着患者的肩与身体。

❶左手中指指腹，由患者颈部右侧向后伸出，贴压在患者 C$_4$ 棘突的左侧，手肘尽量靠近矫正者的身体。

❷右手掌贴压在患者左侧脸颊（掌心不要压在患者耳朵上），并向患者右侧侧屈。

矫正的顺序

❶矫正者右手将患者的头，向右侧推压使头侧屈，并向左耳耳后的方向旋转，在旋转到极限的瞬间。

❷左手中指将患者 C$_4$ 棘突之左侧，向患者右侧前方的方向拉，同时矫正者的两手共同动作，使患者的头稍微后仰，完成矫正。

矫正前的注意事项

❶舒缓患部附近的软组织。
❷此手法适用于颈部 C$_4$、C$_5$ 的矫正。

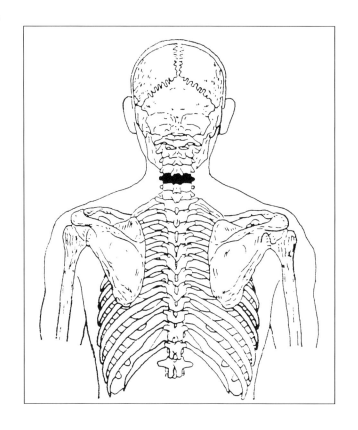

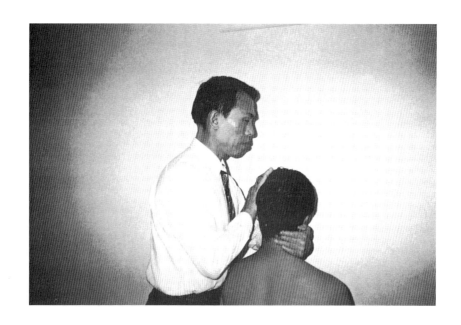

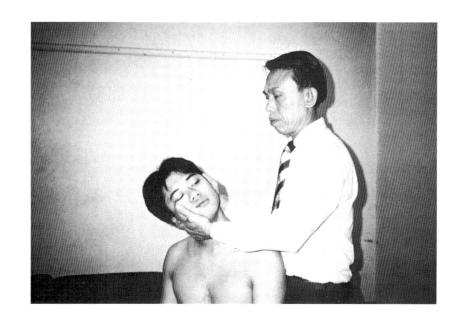

手法-25

（五）第五颈椎神经（C₅）的异常

主管食管、气管及肘手肌肉。

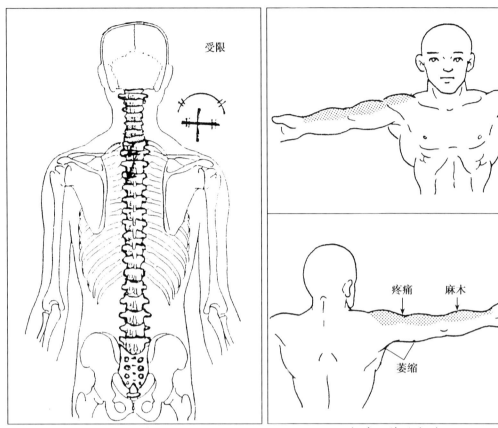

受限

| 局部痛和局部反射痛 | 皮神经节反射痛区 |

疼痛　麻木

萎缩

1. 病症—扁桃体炎、喉痛、音哑、哮喘、口臭，甲状腺、食管、气管病变。

2. 痛征—❶局部痛：在 C_4-C_5 或 C_6 有急性或慢性的痛区。

　　　　❷局部反射痛：向下反射到胸椎 T_6 或 T_7 的两侧。

　　　　❸皮神经节反射区：从肩顶顺着桡骨侧到腕。

3. 运动受限—❶左右侧弯（side bending）受限。

　　　　❷肩膀上举困难。

　　　　❸肘部弯曲困难。

4. 检查方法—❶患者采坐姿或仰卧，在 C_4-C_5 处有压痛点。

　　　　❷C_4 以下的颈椎两侧到肩膀有拉紧、触痛的感觉，胸锁乳突肌（sternocleidomas-toid muscle）和斜方肌（trapezius）有绷紧。

5. 舒缓区域—见下页图

6. 矫正手法—（参考手法-26 ～ 手法-28）

第五颈椎神经软组织的舒缓区域

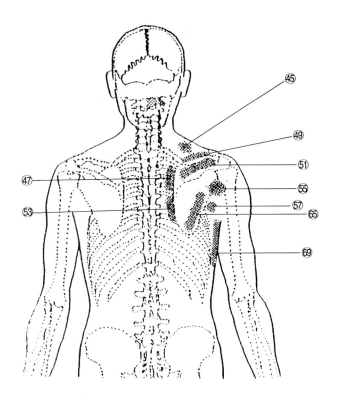
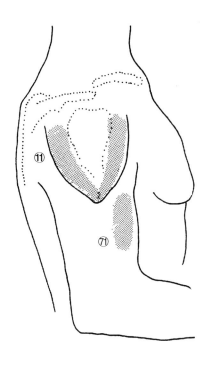
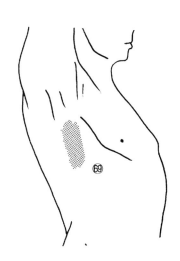

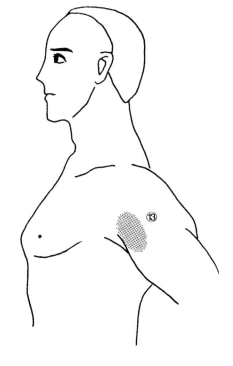

㊾提肩胛肌　㊼大圆肌
㊼小菱形肌　⑪三角肌
㊾大菱形肌　㊹肱桡肌起点处
㊱冈上肌　　㊱腋下前锯肌
㊺冈下肌　　⑬肩胛下肌
㊝小圆肌　　㊺后斜角肌

第五颈椎矫正法

第五颈椎矫正法（1）

症状

第五颈椎的左后方受限（LPC_5）。

患者的姿势与位置

患者仰卧，矫正床的头部为水平位，将头向右侧旋转，患侧在上。

矫正者的姿势与位置

矫正者站于（蹲姿或半蹲均可）患者左侧头部附近，脸朝向患者头部
❶左手小鱼际推开患侧附近软组织后贴在 C_5 关节突上，手指头朝向脸部。
❷右手掌贴于患者右脸颊，掌心不要贴压在耳朵上。

矫正的顺序

❶两手同时带动患者头部向右侧旋转并略带后仰，再旋转到极限。
❷同时右手掌支撑着头部，左手的掌根在患者吐气将尽的时候，瞬间发力，完成矫正，矫正的方向是由后向前并向着患者嘴巴的方向。

矫正前的注意事项

❶舒缓患部附近的软组织。
❷此手法适用于颈部 C_2-C_5 的一般手法。

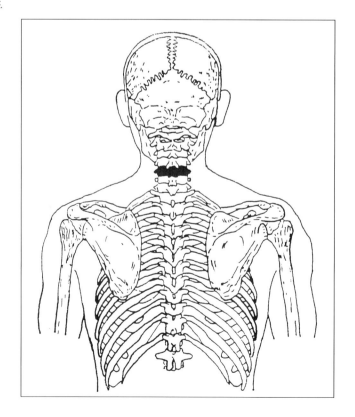

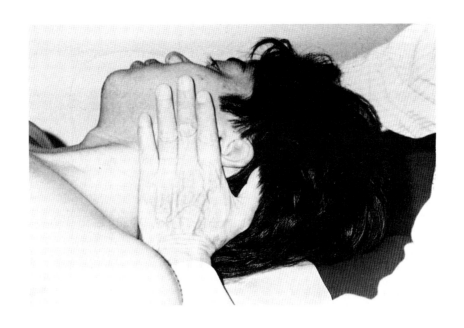

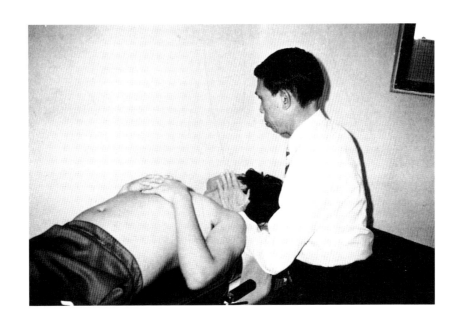

手法-26

第五颈椎矫正法（2）

症状

第五颈椎右侧受限（RPC$_5$）（此手法适用于C$_1$-C$_6$之受限）。

患者的姿势与位置

患者俯卧，脸转向左侧，全身放松。

矫正者的姿势与位置

矫正者站于（或坐椅子）患者头部的右上方，脸朝向患者。

❶右手中指及环指置于患者C$_5$右侧的关节突上，患者的右侧脸颊，则置于矫正者的右手掌上或右手腕处。

❷左手食指与中指分开置于患者下巴处，前臂近腕关节处，尽量贴在患者左侧枕骨的基底部。

矫正的顺序

❶矫正者左手掌，将患者的头向左旋转，并向后牵引。

❷同时右手中指及环指，将患者第五颈椎右侧的关节突，向患者左侧上方带动旋转，两手并同时微向上方牵引，完成矫正。

矫正前的注意事项

舒缓患部附近的软组织。

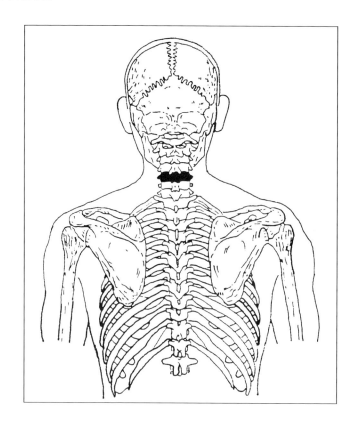

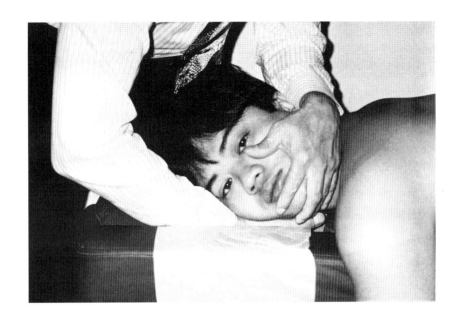

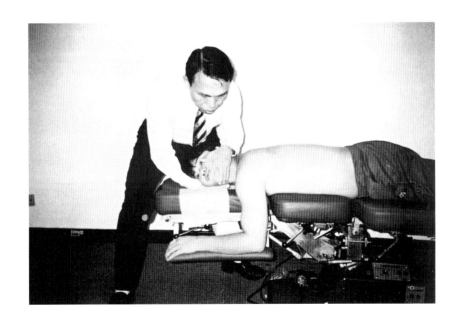

手法-27

第五颈椎矫正法（3）

症状

第五颈椎左侧受限（本手法适用 C_2-C_6 的椎体）。

患者的姿势与位置

患者坐于矫正床或椅子上，全身放松。

矫正者的姿势与位置

矫正者站于患者背后，脸朝向患者背部。

❶矫正者的左手指掌关节，缓慢推开患部附近的软组织后，将指掌关节贴在患者第五颈椎左侧的关节突上。

❷右手掌的指腹，贴在患者右侧脸颊上（掌心不要压住患者右耳），并将患者的头部推向左侧，形成向左侧弯。

矫正的顺序

❶矫正者的右手，将患者的头部推向左侧，在推到极限的瞬间。

❷左手的指掌关节，瞬间发出横向顿力，完成矫正。注意矫正者左手前臂与指掌关节用力的方向要成一直线。发力的方向是由左向右。

矫正前的注意事项

舒缓患部附近的软组织。

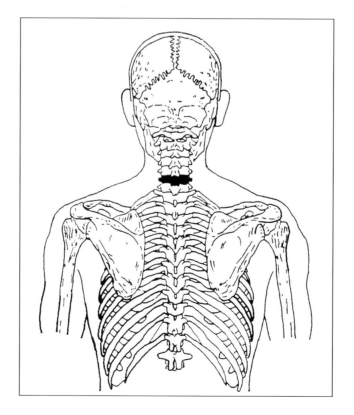

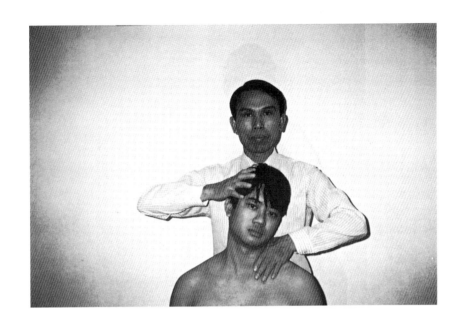

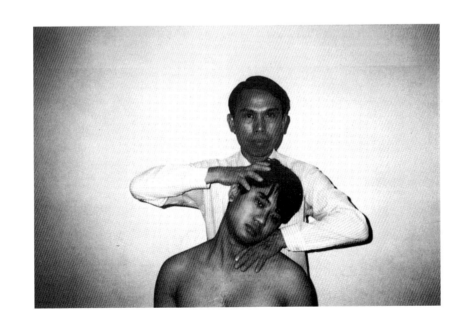

手法-28

（六）第六颈椎神经（C_6）的异常

主管甲状腺、甲状旁腺、手腕肌肉。

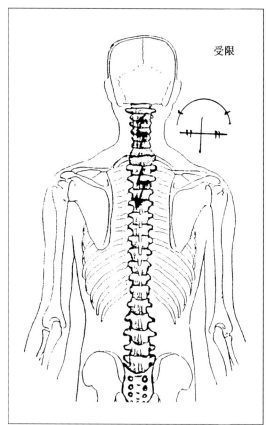

局部痛和局部反射痛   皮神经节反射痛区

1. 病症—脖子僵硬、五十肩、肩膀痛、上手臂痛、手麻痹、扁桃体炎、气管炎、百日咳、肩胛骨内疼痛，甲状腺、甲状旁腺病变。

2. 痛征—❶局部痛：前锯肌（serratus ant）、肱二头肌（biceps brachia），胸大肌（pectoralis major）等有疼痛。

      ❷局部反射痛：有时向上反射到 C_1，有时向下反射到 T_6。

3. 运动受限—❶左右侧弯（side bending）受限。

      ☆若 C_5 和 C_6 移位，则产生严重的左右侧弯受限。

      ❷肘部弯曲困难。

      ❸腕部背向弯曲困难。

4. 检查方法—❶患者采坐姿，在 C_5 和 C_6 之间有压痛点。

      ❷肱二头肌和胸大肌均有触痛（tenderness）。

5. 舒缓方法—见下页图。

6. 矫正手法—（参考手法-29 ~ 手法-32）

第六颈椎神经软组织的舒缓区域

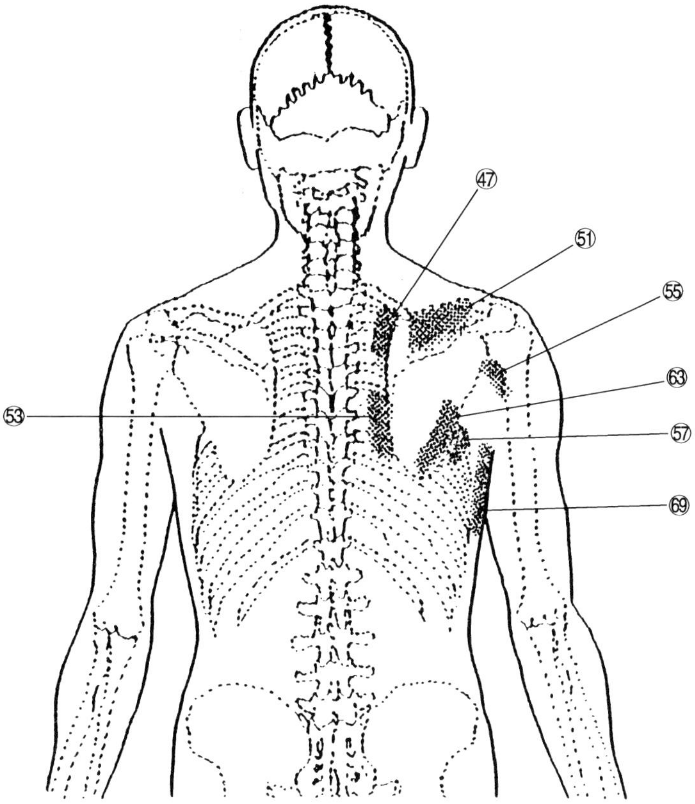

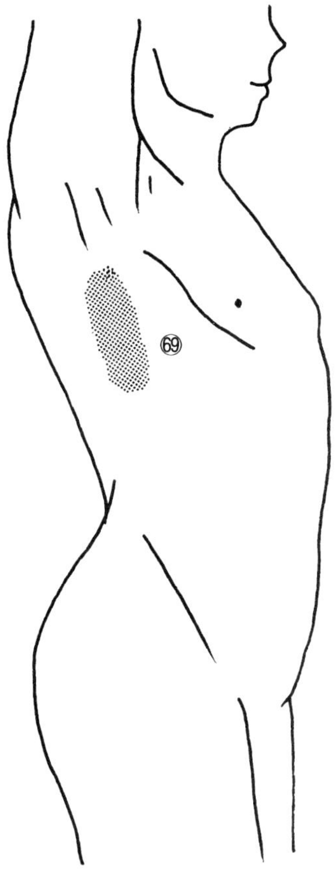

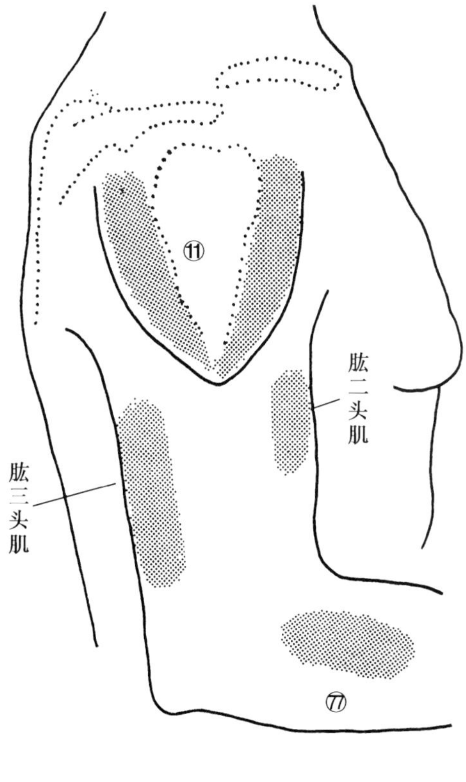

㊼小菱形肌
(53)大菱形肌
(51)冈上肌
(63)冈下肌
(55)小圆肌
(57)大圆肌
⑪肩三角肌
(77)肱桡肌
(69)腋下前锯肌

第六颈椎矫正法

第六颈椎矫正法（1）

症状

第六颈椎右后方受限（RPC_6）。

患者的姿势与位置

患者俯卧，全身放松，矫正床的头部调平，把要矫正的部位 C_6 置于矫正床的头部与胸部之间，患者尽可能将脸转到左边，患侧在下。

矫正者的姿势与位置

矫正者站于患者左侧（健侧）靠近腰部的地方，以前弓后箭的姿势，尽量弯腰（几乎要覆盖住患者的姿势）。

❶右手的指掌关节将患部附近的软组织推开后，顶在 C_6 的关节突上，前臂放低尽量与床平行并成直角，手腕微向无名指处侧屈。

❷左手掌压在患者左侧头部，掌心不要贴压于耳朵上。

矫正的顺序

❶左手将患者的头，微向头顶的方向牵引，并向患者右侧旋转。

❷在转到极限之际，配合着患者吐气将尽之同时，右手瞬间发力，发力的方向是由右向左。

矫正前的注意事项

❶舒缓患部附近的软组织。

❷此手法适用 C_5-C_7 的颈椎矫正。

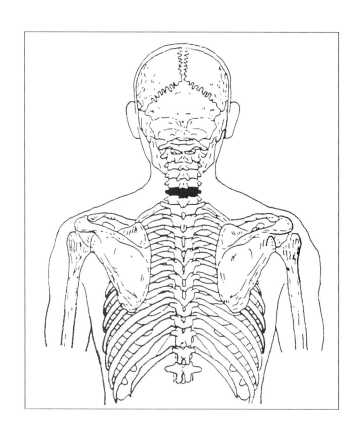

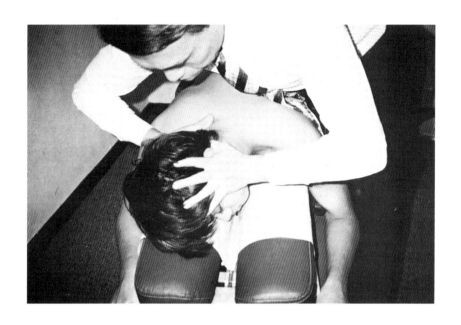

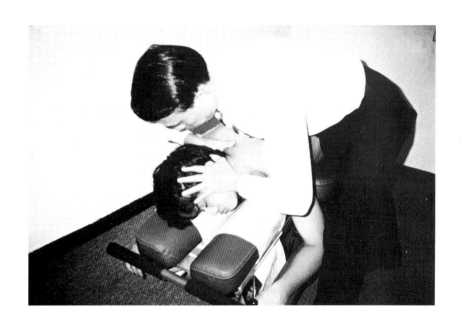

手法-29

第六颈椎矫正法（2）

症状

第六颈椎右后方受限（RPC$_6$）。

患者的姿势与位置

患者俯卧，全身放松，矫正床的头部调低，把要矫正的部位 C$_6$ 置于矫正床的头部与胸部之间，患者尽可能将脸转到左边，患侧在下。

矫正者的姿势与位置

矫正者站于患者头部左上方的方位，以前弓后箭的姿势脸朝向患者，并且尽量弯腰（几乎要覆盖住患者的姿势），右侧受限时，右足在前，左侧受限时左足在前。

❶左手的指掌关节，将患部附近的软组织推开后，顶在 C$_6$ 的右关节突上，前臂尽量放低与床平行并成直角，手腕微向无名指处侧屈。

❷右手掌压在患者左侧头部，掌心不要贴压于耳朵上。

矫正的顺序

❶右手将患者的头，微向患者头顶的方向牵引，并向患者右侧旋转。

❷在转到极限之际，配合着患者吐气将尽之同时，左手瞬间发力，发力的方向是由后向前并略带向头上方。

矫正前的注意事项

舒缓患部附近的软组织。

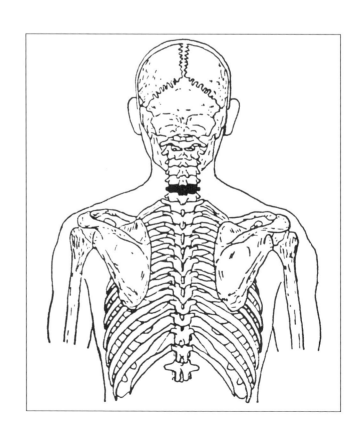

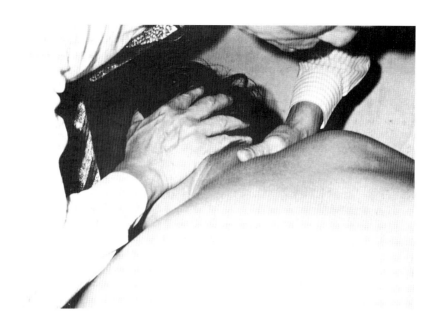

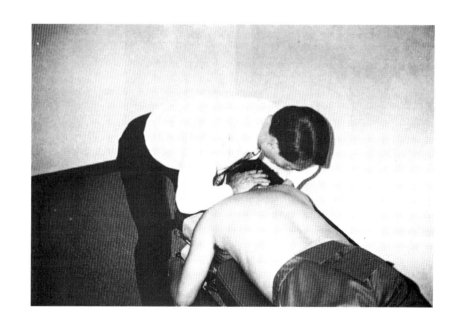

手法-30

第六颈椎矫正法（3）

症状

颈椎前弯减少（颈椎弧度比较直），特别是对 C_4、C_5、C_6 的矫正。

患者的姿势与位置

患者俯卧，矫正床的头部调低，下巴微向前伸。

矫正者的姿势与位置

矫正者站于患者左侧腰部附近，两脚以前弓后箭的姿势站立，脸朝向患者头部。
❶右手的拇指与食指推开患处附近的软组织后，顶住患处左右两边关节突上。
❷左手掌扶贴在患者的前额上。

矫正的顺序

❶左手将患者的前额略微上抬，让颈椎向前伸展。
❷同时右手轻缓的下压，两手相对用力，反复作数回矫正，矫正的发力方向是由后向前。

矫正前的注意事项

舒缓患部附近的软组织。

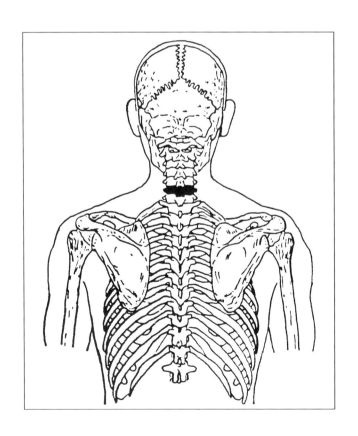

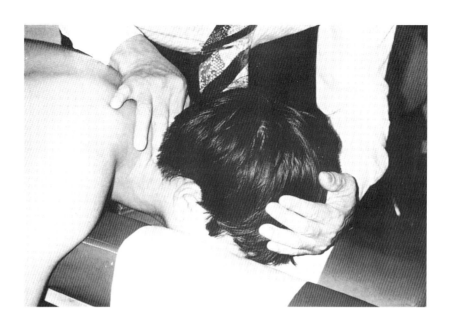

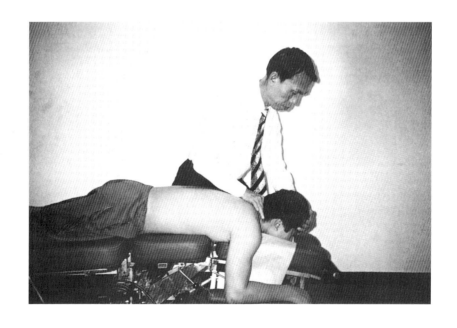

手法-31

第六颈椎矫正法（4）

症状

第六颈椎左侧受限（LPC_6）（此手法适用于 C_6、C_7、T_1、T_2 的受限）。

患者的姿势与位置

患者呈坐位姿势，坐椅降低，患者肩部最好与矫正者胸位平齐。

矫正者的姿势与位置

矫正者站于患者左侧（患侧）稍微偏后方的位置，并以身体支撑着患者的肩与身体。

❶左手掌贴压于患者右侧脸颊（掌心不要压在患者耳朵上），前臂靠近腕关节的地方，贴在患者下巴右侧，上臂尽量靠近身体。

❷右手的拇指指腹，顶在 C_6 棘突的右侧，其余四指与掌，贴在患者右肩上，用以稳定支撑右手拇指。

矫正的顺序

❶矫正者用身体带动左手，将患者的头往患者左上后方的方向抬起，并略带向上牵引，牵引抬起到极限的瞬间。

❷右手的拇指将患者 C_6 的棘突往左推，完成矫正。

矫正前的注意事项

舒缓患部附近的软组织。

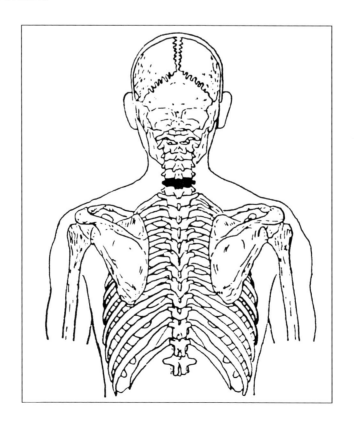

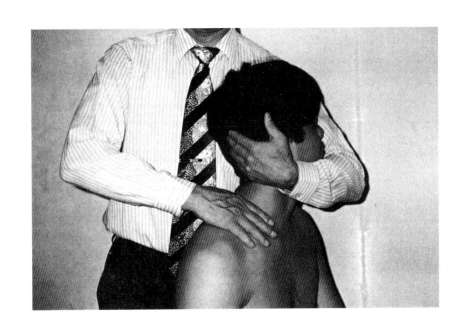

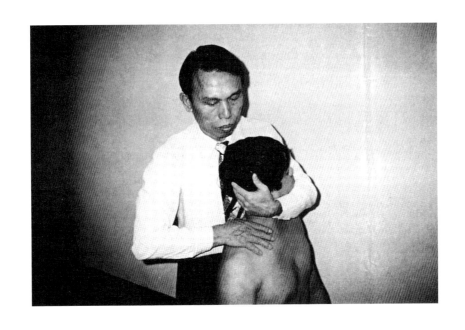

手法-32

（七）第七颈椎神经（C₇）的异常

主管甲状腺、手掌和大拇指。

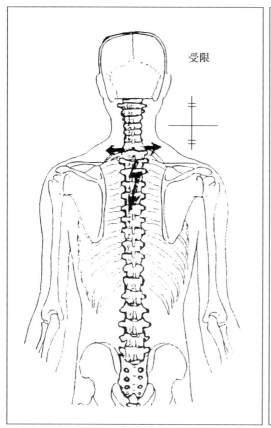

局部痛和局部反射痛　　　　　　　皮神经节反射痛区

1. 病症——伤风、甲状腺病变、喉哽塞、吞咽不下、贫血、肩膀硬化、上背部发硬。

2. 痛征—— ❶皮神经节反射痛：从臂的后方顺沿到中指。

　　　　　❷局部痛：急性或慢性，痛区在 C_6 和 C_7 之间，按压有触痛感。

　　　　　❸局部反射痛：有时肩部反射，有时向下反射到 T_7-T_8 之间。

3. 运动受限—— ❶前弯受限。

　　　　　　 ❷腕关节弯曲困难。

　　　　　　 ❸手指伸曲困难。

4. 检查方法—— ❶患者采坐姿，C_6 和 C_7 的两侧有压痛点。

　　　　　　 ❷前斜角肌（scaleni）、肱二头肌（bicceps brachia），和伸张肌（extensor）有无
　　　　　　　力、缩短的感觉。

5. 舒缓区域——见下页图。

6. 矫正手法——（参考手法-33～手法-34）

第七颈椎神经软组织的舒缓区域

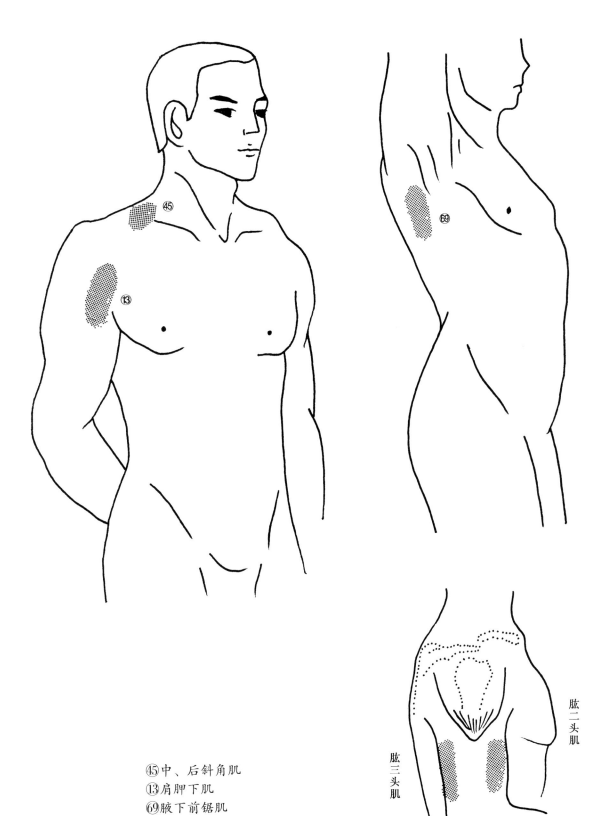

㊺中、后斜角肌
⑬肩胛下肌
㊽腋下前锯肌

肱二头肌

肱三头肌

第七颈椎矫正法

第七颈椎矫正法（1）

症状

消除颈椎椎体间的紧张软组织（如患者右侧软组织绷紧）。

患者的姿势与位置

患者俯卧，全身放松，将矫正床的头部调低，患者的头向右侧旋转90°。

矫正者的姿势与位置

矫正者屈膝，蹲于矫正床的头部上方，脸朝向患者，并以右腿的膝盖顶住矫正床，用以稳定矫正者的重心。

❶右手的食指与中指张开，扣住患者下巴，环指不要压到喉咙，手腕压贴在患者枕骨的基底部，前臂靠近肘的地方，轻压在患者左肩当支点。

❷左手的拇指与食指压在（含夹住）患者右肩的肩锁关节附近，但不能压在肩锁关节上。

矫正的顺序

❶矫正者的左手将患者的右肩向患者脚底的方向缓慢下压。

❷同时右手将患者的下颚及枕骨向患者头顶的方向牵引，并在牵引到极限之时，瞬间发力。

矫正前的注意事项

❶舒缓患部附近的软组织。

❷舒缓患部同侧手臂的软组织。

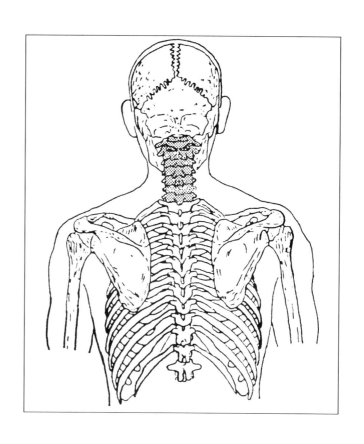

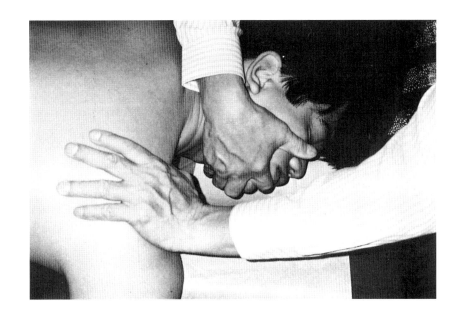

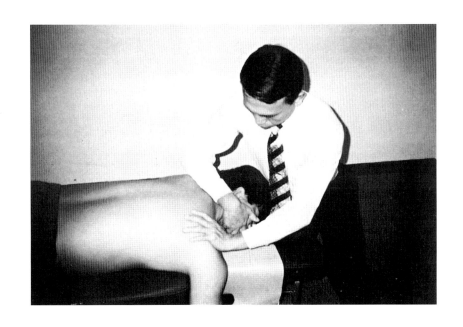

手法-33

第七颈椎矫正法（2）

症状

第七颈椎右侧受限（本手法适用 C_7-T_2 椎体）。

患者的姿势与位置

患者坐于矫正床或椅子上。

❶左手臂跨越矫正者的左大腿，左腋置于矫正者的左大腿上，左臂自然下垂，右肩胛放松，右臂自然下垂。

❷患者身体重心移往左臀部，背部靠在矫正者身体上。

矫正者的姿势与位置

矫正者站于患者左侧背后，脸朝向患者背部。

❶矫正者的左腿屈膝，置于矫正床上，并微微离开患者左侧身体二三寸。

❷矫正者的左手大拇指，顶在患者第七颈椎棘突的左侧。

❸矫正者的右手，扶在患者前额及颅顶转角处。

矫正的顺序

❶矫正者的右手掌，将患者的头颅向后压，使患者颈部后仰，造成颈部关节面的锁定，然后将颈部向右侧弯，将头向左旋转。

❷在旋转到极限的瞬间，矫正者的左手大拇指，施以瞬间的横向顿力，便完成矫正。注意矫正者左手前臂与拇指用力的方向要成一直线。

矫正前的注意事项

舒缓患部附近的软组织。

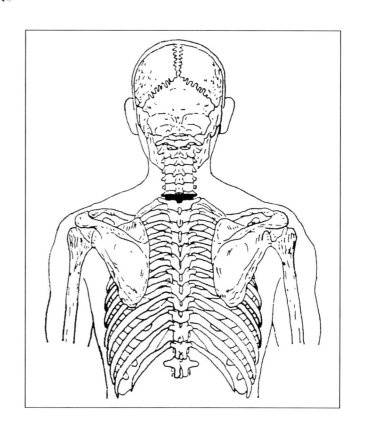

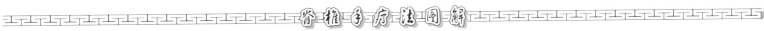

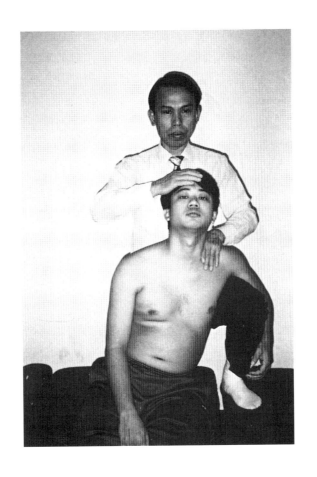

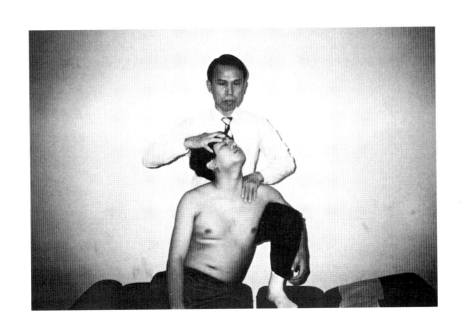

手法-34

（八）第八颈椎神经（C$_8$）的异常

主管食管、气管、心脏和指尖。

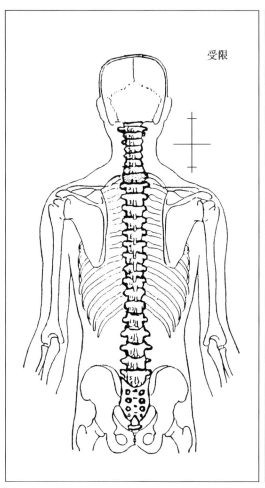

局部痛和局部反射痛

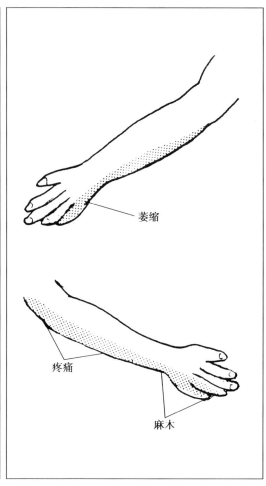

皮神经节反射痛区

1. 病症—斜颈、口吃、指尖麻木，心脏、食管、气管病变。

2. 痛征—❶局部痛：急性或慢性，痛区在 C$_7$ 和 C$_8$ 的两侧，有压痛点。

   ❷局部反射痛：肘部痛、五十肩、臂部酸麻。

   ❸皮神经节反射痛：在前臂内侧、小指、无名指麻痛。

3. 运动受限—❶手指弯曲困难。

   ❷后仰有压迫感。

4. 检查方法—患者采坐姿。医师一手按患者的头，一手的拇指和食指按压 C$_7$ 和 C$_8$ 的两侧，有硬块或拉紧的感觉。

5. 舒缓区域—见下页图

6. 矫正手法—（参考手法-35 ~ 手法-37）。

第八颈椎神经软组织的舒缓区域

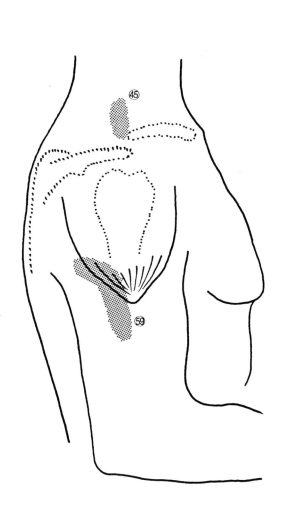

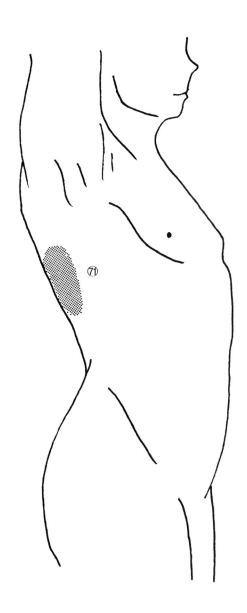

㊺后斜角肌
㉟肱三头肌
㉞腋下前锯肌

第八颈椎矫正法

症状

第八颈椎神经左侧受限（LPC_8）（此手法适用于 C_7、C_8、T_1、T_2）。

患者的姿势与位置

患者俯卧，下巴垫一个枕头，或将下巴微向患者左侧移，使颈部后仰。

矫正者的姿势与位置

矫正者站于患者头部的上方，脸朝向患者，两脚分开成八字形站立。

❶左手豆状骨缓慢推开患部附近的软组织后，贴压在第七颈椎左侧横突上，手指头朝向左侧臂部方向。

❷右手掌贴压在患者左侧脸颊上（掌心不要压住患者左耳）。

矫正的顺序

❶矫正者的左手豆状骨压在 C_7 左侧横突上。

❷矫正者的右手将患者头部（以下巴当支点）推往患者右侧方，推到极限。

❸同时矫正者的左手豆状骨突然发出顿力，完成矫正，发力的方向是由后向前，兼带由内向外。

矫正前的注意事项

舒缓患部附近的软组织。

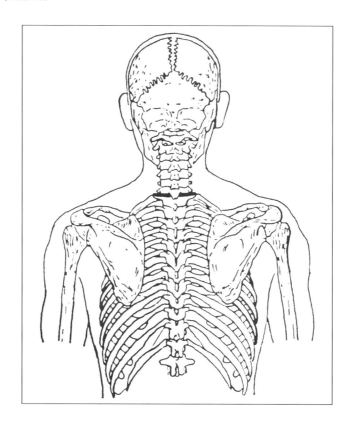

markdown

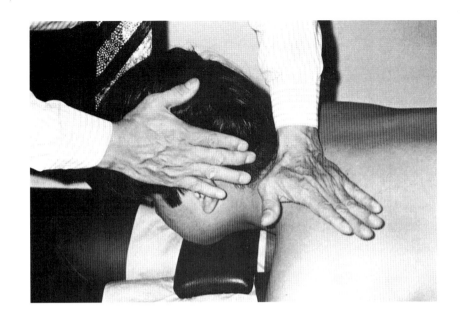

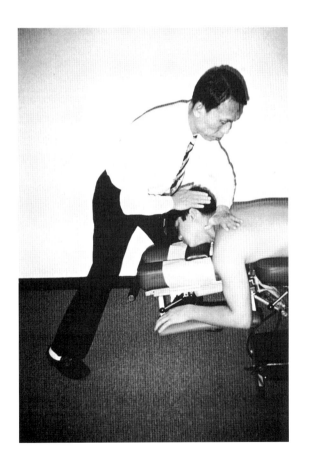

手法-35

颈椎伸展法（1）

症状

颈椎椎体间的软组织伸展。A. 颈椎太直或向后弯曲，B. 颈椎前弯太大（前屈角度大）。

患者的姿势与位置

患者仰卧，全身放松。A. 颈椎太直或向后弯曲时，矫正床的头部调低。B. 颈椎前弯太大（前屈角度大）时，矫正床的头部调高。

矫正者的姿势与位置

矫正者站于矫正床的头部上方，脸朝向患者。

A. 矫正者的两手手掌贴在患者的两侧脸颊，两手的中指缓慢将 C_4 棘突附近的软组织推开后，压在 C_4 棘突上。

B. 矫正者的双掌贴在患者两侧的脸颊较上方，掌心轻压耳朵，两手的中指压在后枕骨隆突的地方。

矫正的顺序

A. 在颈部与身体保持正直的情形下，双掌微将患者的头下压，两手的中指则将 C_4 往上顶起，往复几次，再轻轻将头部放下。

B. 在颈部与身体保持正直的情形下，两手掌将头及枕骨隆突往上抬起，往复几次，再轻轻将头放下。

矫正前的注意事项

舒缓患部附近的软组织。

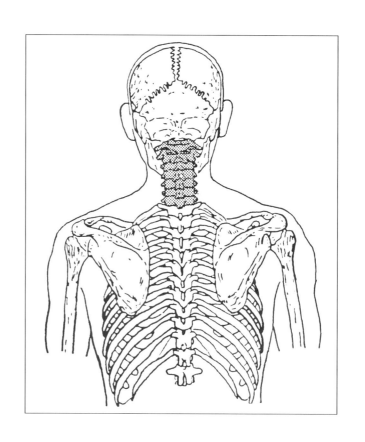

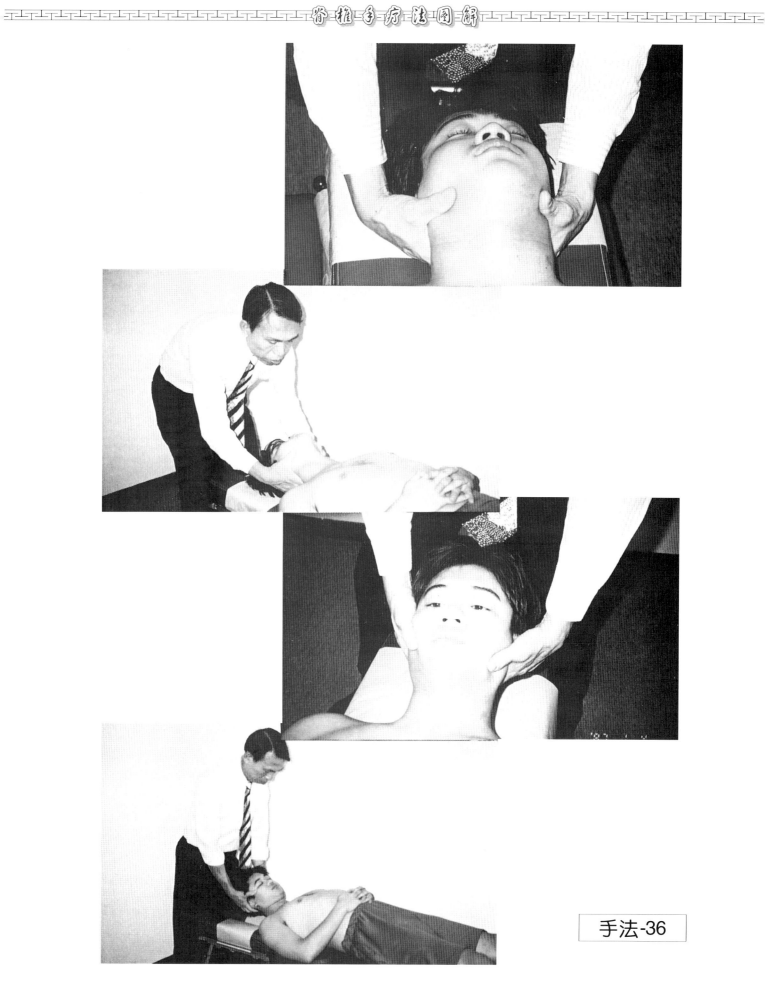

手法-36

第三章 颈椎 ⟨⟨ **109**

颈椎伸展法（2）

症状

颈椎椎体间的软组织伸展牵引。

患者的姿势与位置

患者仰卧，矫正床头部的高度可随意调整。

矫正者的姿势与位置

❶矫正者站于矫正床头部的上方，以前弓后箭的姿势脸朝向患者站立。
❷将毛巾的中间置于患者枕骨的基底部位，并将毛巾的两头卷绕抓住，以免滑掉。

矫正的顺序

缓慢用两手把毛巾从枕骨的地方往患者头顶的方向拉紧，并以温和的力道持续牵引 30～60 秒钟，连续数次后再缓慢将头放下。

矫正前的注意事项

舒缓患部附近的软组织。

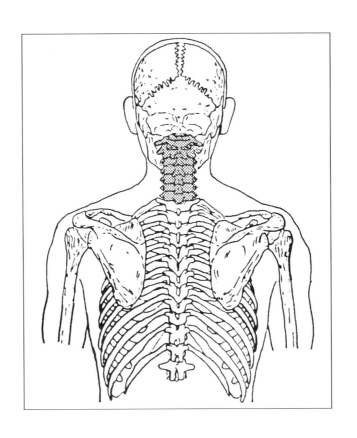

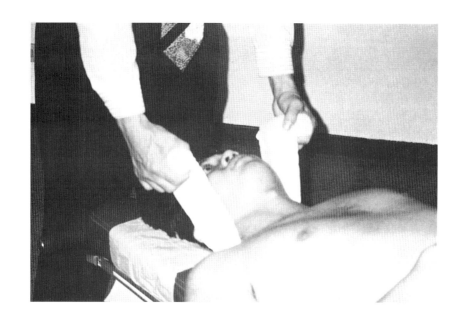

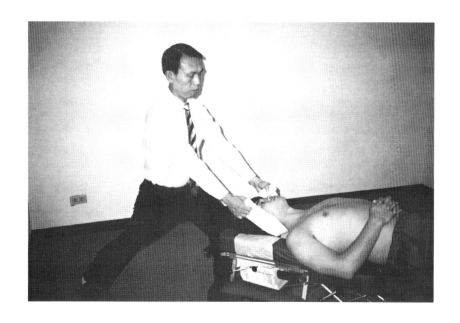

手法-37

兄弟椎的编排及临床上的功效

1. 兄弟椎的编排

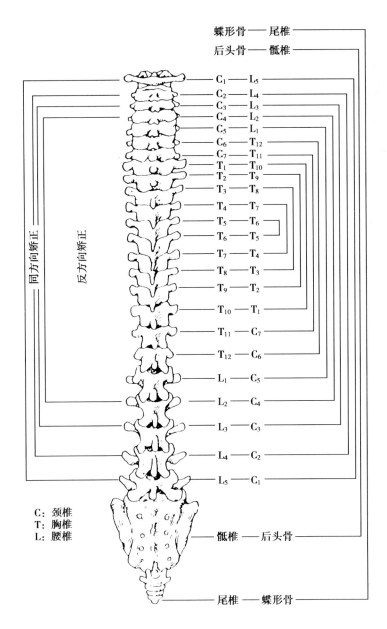

蝶形骨 —— 尾椎

后头骨 —— 骶椎

C_1 —— L_5
C_2 —— L_4
C_3 —— L_3
C_4 —— L_2
C_5 —— L_1
C_6 —— T_{12}
C_7 —— T_{11}
T_1 —— T_{10}
T_2 —— T_9
T_3 —— T_8
T_4 —— T_7
T_5 —— T_6
T_6 —— T_5
T_7 —— T_4
T_8 —— T_3
T_9 —— T_2
T_{10} —— T_1
T_{11} —— C_7
T_{12} —— C_6
L_1 —— C_5
L_2 —— C_4
L_3 —— C_3
L_4 —— C_2
L_5 —— C_1

同方向矫正　反方向矫正

C：颈椎
T：胸椎
L：腰椎

骶椎 —— 后头骨

尾椎 —— 蝶形骨

2. 兄弟椎在临床上的功效

　　兄弟椎在临床上的功效是由彼得·李顿（Peter Leighton D. C.）所提倡的，主要目的是告诉大家，脊椎两端存在互动（Inter action）的关系，譬如治疗颈椎第一椎（C_1）时，如能在腰椎第五椎（L_5）同时矫正，其效果更好。因为这种矫正法会产生一种催化（pump）作用，广被整脊医师所采用，称之谓"勒维提兄弟系统"（Lovette Brother System）。据这些年来的临床经验，发现此疗法确实很好，多用于内科病变，所以特此介绍。

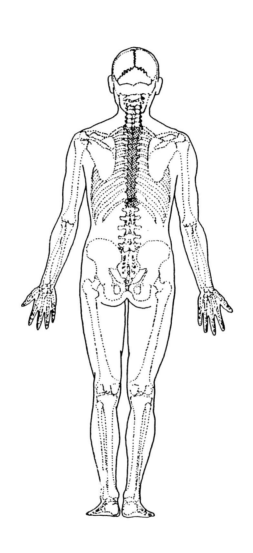

一、胸椎神经的分布及其病症

胸椎神经病变

T₁	气喘、咳嗽、气短、呼吸困难、肩膀手臂痛、手软无力(眼、耳、支气管、肺、心脏、胸膜病变血管、运动神经)
T₂	心脏、胸腔病变、咳嗽气滞、肩膀硬化、手麻痹(支气管、心脏、肋间神经、胸膜、血管运动神经)
T₃	支气管炎、肺炎、胸膜炎、血管或器官堵塞、感冒、不安感、手软无力、肩膀下痛、心脏(支气管、肺、心脏、肝脏、胸膜、横膈、肋间神经)
T₄	黄疸、疱疹、癣、背部硬化、心部痛(肺、心脏、胸膜、肋间神经)、手指肿胀、浑身出汗、发冷
T₅	肝炎、易倦、胸部疼痛、低血压、血液循环不良、背部硬化、关节炎(肝、脾、胃、胸膜、横膈、肋间神经)
T₆	胃病、胃痛、胃灼热感、呕吐、消化不良、口内火气大、背痛、胸部疼痛(肝、脾、胃、胸膜、横膈、肋间神经)
T₇	胃炎、胃痛、胃溃疡、胃下垂、消化不良、口臭(肝、胆、脾、胃、胰脏、肋间神经、腹膜)
T₈	肝病、呕逆、胸闷、糖尿病、尿频、抵抗力弱(脾、胃、胰脏、肾上腺、小肠、血管运动神经)
T₉	过敏症、疹、麻疹、水痘、喉干、身体手脚肿大、肠胃消化不良(腹膜、横膈、胰脏、脾脏、肾脏、胆、输尿管)
T₁₀	肾炎、肾亏、易倦、血管硬、风湿症、干癣(肋间神经、腹膜、横膈、胰脏、脾脏、肾脏、胆、输尿管)
T₁₁	皮肤病、湿疹、痔疮、尿血、脸手脚肿大、肠消化不良(腹膜、横膈、胰脏、肾脏、膀胱、输尿管、大小肠)
T₁₂	风湿痛、假性甲状腺症、颈部肿胀、食欲不振、小便不出(腹膜、横膈、肾脏、尿道、大小肠)

胸椎神经的分布及其病症

二、胸椎神经的异常与皮神经节的关系及其症状和矫正手法

（一）高胸（T_1、T_2、T_3、T_4）神经异常

1. 病症——

T_1：气喘、呼吸困难、支气管炎、咳嗽、心脏疾患、食管病变。

T_2：心脏功能病变、气滞、咳嗽、血管运动神经病变、胸痛、眼疾、食管病变。

T_3：肺疾、支气管炎、流行性感冒、血管堵塞、心悸、耳聋、食管病变。

T_4：黄疸、疱疹、癣、背部僵硬、心口痛、胆囊炎、手指肿胀、全身发冷、全身冒汗、肺疾、食管病变。

☆T_1：主管：食管、气管、心脏、背肌、指尖的神经运动。

T_2：主管：食管、气管、心脏、大动脉、背肌的神经运动。

T_3：主管：食管、支气管、肺脏、背肌的神经运动。

T_4：主管：食管、支气管、肺脏、背肌的神经运动。

2. 痛征——

❶T_1、T_2、T_3、T_4皮神经节反射区。

❷局部痛：在T_1、T_2、T_3、T_4两侧的肌肉有僵硬，绷紧的触感，且有压痛点。

❸局部反射痛：T_1——手无力，肩膀疼痛，手臂内侧酸痛。

T_2——手麻痹，肩膀僵硬，心胸痛。

T_3——手软无力，脖子痛。

T_4——心胸痛、肋间神经痛，反射到臀部痛。

☆T_2、T_3、T_4神经异常会反射到前胸或肋间。T_4-T_5可治耳聋及上胸痛。

3. 运动受限——

❶T_1神经异常，手指张开困难。

❷T_2椎骨移位，即产生落枕的疼痛。

❸T_1、T_2、T_3、T_4任一椎骨向后旋转，其同侧的肩部必然上升。

4. 检查手法——患者俯卧，用两手的拇指，分别在脊椎的两侧，由C_7向下按压至T_4，先检查是否在一直线上，再检查两侧肌肉有无硬块、绷紧、损伤、肿胀、触痛之处。

5. 舒缓手法前的准备工作——舒缓前应先热敷患处15~20分钟，使患处软组织松弛后再使用手法舒缓。

6. 矫正手法前的注意事项——应先做骶髂关节（SIJ）的矫正，再做患处矫正，然后再做颈椎C_1和C_2的矫正。此举的目的不仅释放患处的交感神经，同时要刺激副交感神经，使其恢复正常运动。（矫正手法参阅手法-38~手法-45）

（二） 高胸区胸椎神经软组织的舒缓区与反射痛区

右侧受限则舒缓右侧边的软组织，两侧受限则舒缓两侧。

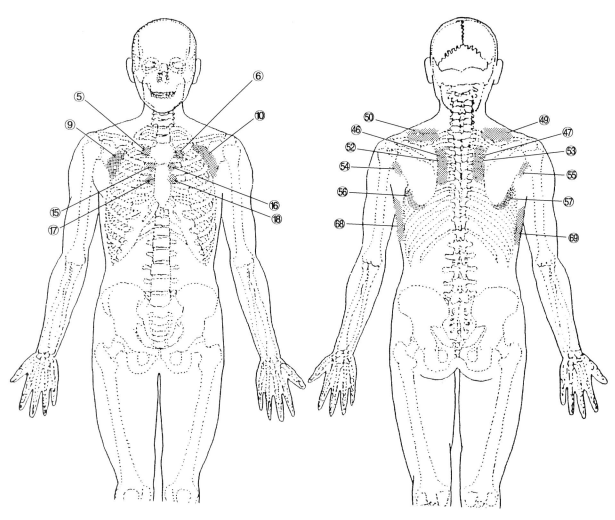

⑨胸大肌 　　　　　 ㉟小圆肌

⑰胸骨柄旁边的胸横肌 　 ㊲大圆肌

㊾提肩胛肌 　　　　 ㊳腋下前锯肌

㊼㊷大小菱形肌

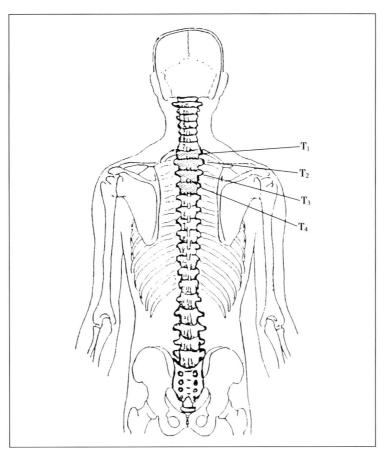

高胸 T_1-T_4 神经异常反射的痛

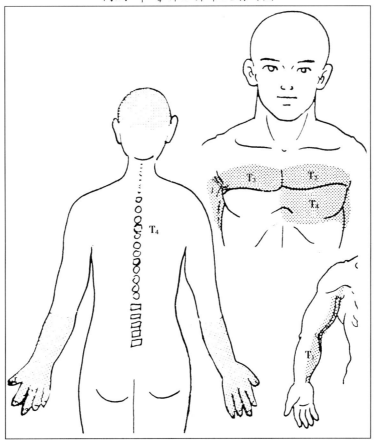

高胸 T_1-T_4 皮神经节的反射痛区

（三）高胸区胸椎矫正法

第一胸椎矫正法（1）

症状

第一胸椎左侧受限（LPT$_1$）。

患者的姿势与位置

患者俯卧，将脸转向患侧，矫正床的头部调低，全身放松。

矫正者的姿势与位置

矫正者以前弓后箭的姿势，站立于患者右侧（健侧）的腰部附近，脸朝向患者的头部，右手同右膝与患者的右肩平齐。

❶右手的豆状骨缓慢推开患侧附近的软组织后，贴压在 T$_1$ 的左侧横突上，手腕成 90°的背屈，手肘微弯。

❷左手的手掌贴在患者的左侧脸颊与头部处，掌心不要压住耳朵。

矫正的顺序

❶左手将患者的头部往上牵引，并带动向右侧旋转。

❷同时右手在患者吐气将尽之际，瞬间发力，发力的方向是由右向左略带向下。

矫正前的注意事项

舒缓患者左肩与高胸区的软组织。

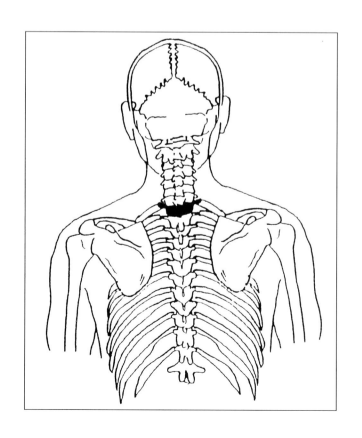

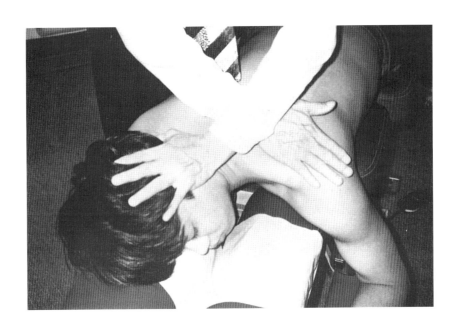

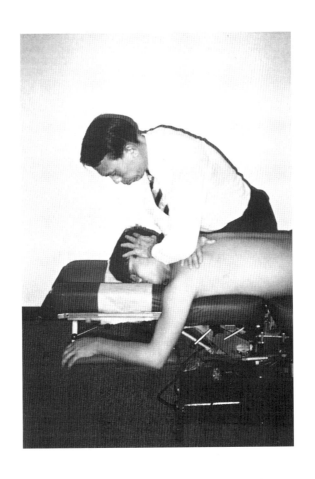

手法-38

第一胸椎矫正法（2）

症状

第一胸椎右侧受限（RPT_1）。

患者的姿势与位置

患者俯卧，脸部朝下，矫正床的头部调低，并放松全身肌肉。

矫正者的姿势与位置

矫正者站立在患者左侧的头部附近（健侧），脸朝向患者，两脚分开站立。

❶右手掌根缓慢推开患部附近的软组织后，顶在患椎 T_1 的右侧横突上，手指朝向外侧。

❷左手掌压在患侧耳朵上方的头部。

矫正的顺序

❶左手掌将患者的头往矫正者身体的方向（左侧）牵引，直到锁住 T_1 为止。

❷同时右手掌根在患者吐气将尽之际，瞬间发力，完成矫正，发力的方向是由后向前，并略带向下的力道。

矫正前的注意事项

舒缓患者右肩部的软组织。

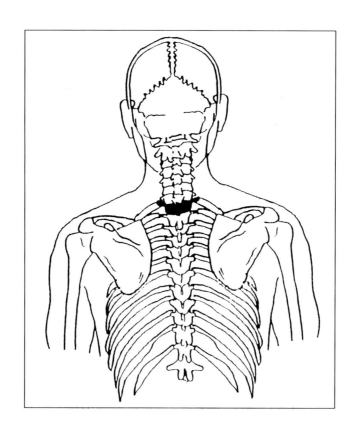

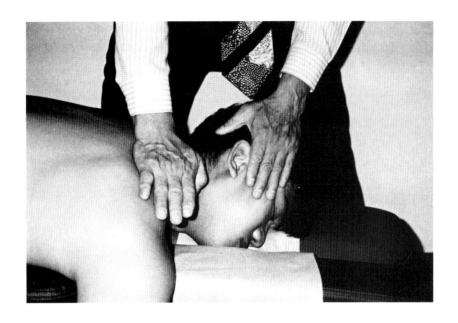

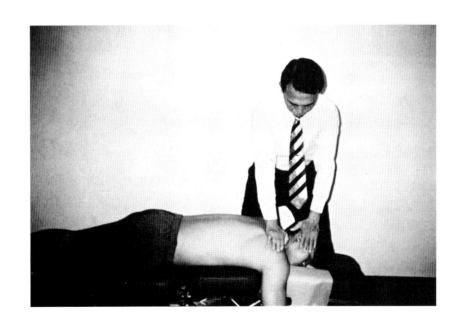

手法-39

第一胸椎矫正法（3）

症状

第一胸椎左侧受限（LPT₁）。

患者的姿势与位置

患者俯卧，脸转向患侧，矫正床的头部调低，全身放松。

矫正者的姿势与位置

矫正者以前弓后箭的姿势站立于患者的右侧（健侧）腰部附近，右手同右膝与患者的肩平齐。

矫正的顺序

❶矫正者的右手拇指顶住 T₁ 棘突的右侧，右腕及右前臂与床平行。

❷左手的手掌指腹将患者的耳朵覆盖住（掌心不能下压），并将患者的头向右上方牵引（组织张力拉紧）。

❸在患者呼气将尽之时，右手瞬间发力，发力的方向是由右向左。

矫正前的注意事项

❶坐姿矫正，治疗者的右手掌应置于耳朵的上方，患者头要摆正。

❷治疗者两手渐进向中央施压，让组织张力拉紧，并配合呼吸，在患者吐气将尽之时，治疗者两手瞬间相对发力即可。

❸矫正之前需舒缓患者肩部及高胸区的软组织。

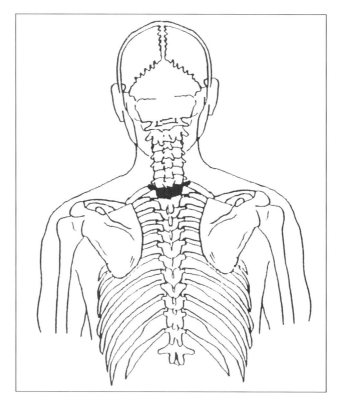

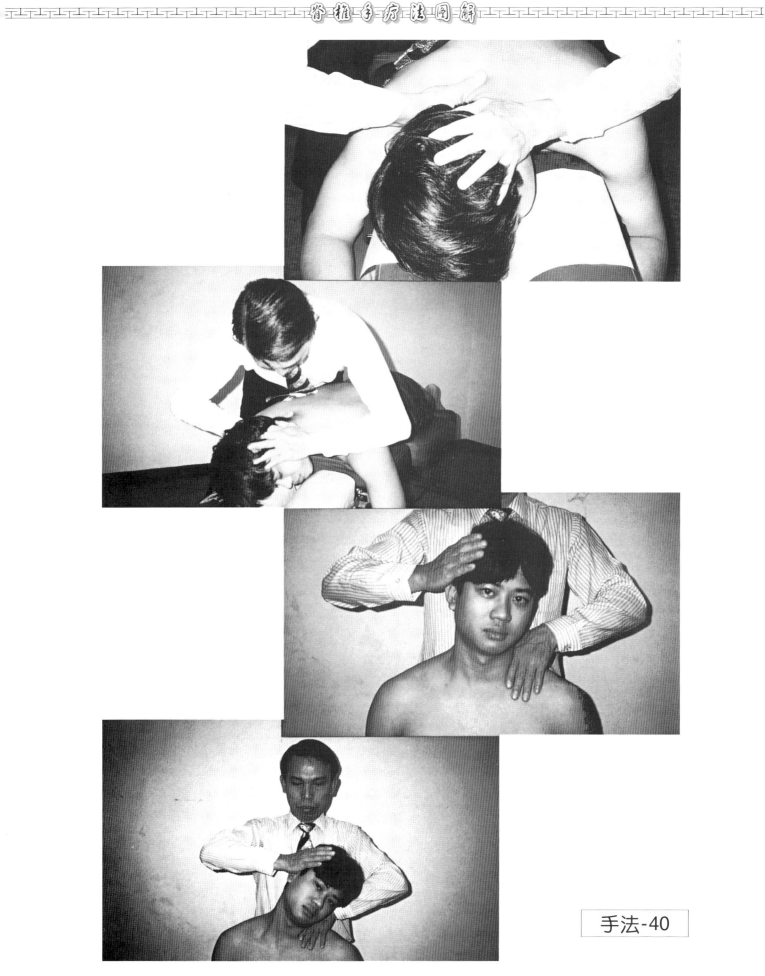

手法-40

第二胸椎矫正法（高胸区关节运动法）

症状

图 A 是第二胸椎右侧受限（RPT_2）。

图 B 是第二胸椎左侧受限（LPT_2）。

患者的姿势与位置

患者俯卧，矫正床的头部调低。

矫正者的姿势与位置

矫正者站立于患侧，以前弓后箭姿势站立，脸朝向患者头部。

矫正的顺序

例如患侧为 T_1-T_4 右侧时，矫正者站立于患者右侧。

❶左手的豆状骨将患部附近软组织缓慢推开后，紧贴住患部横突。

❷右手掌按住患者头部，双手手肘保持微弯，利用身体的重量下压，从 T_1 到 T_4 一椎一椎的深层舒缓，然后再开椎。

矫正前的注意事项

舒缓患部附近的软组织。

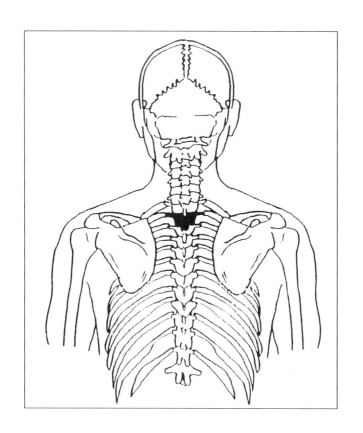

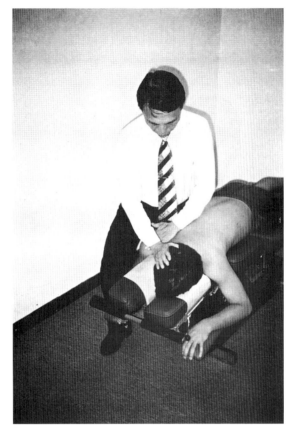

图 A

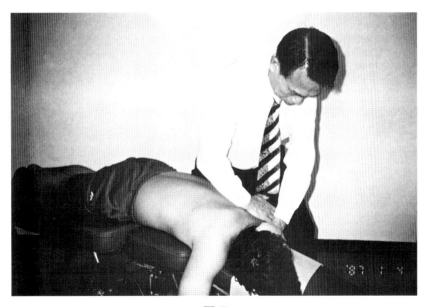

图 B

手法-41

第三胸椎矫正法（1）

症状

第三胸椎左侧，第四胸椎右侧受限，用交叉拇指手法矫正。

患者的姿势与位置

患者俯卧，脸部朝下，全身放松，胸部配合弹压装配调整设备。

矫正者的姿势与位置

矫正者站在患者右侧靠近腰部的地方，以前弓后箭的方式，脸朝向患者的头部站立。

❶右手拇指缓慢推开 T_3 左侧软组织后，压于 T_3 左侧横突上，余四指平压于右背肋骨上，指尖朝外。

❷左手拇指缓慢推开 T_4 右侧软组织后，压于 T_4 右侧横突上，余四指平压于左背肋骨上，指尖朝外。

矫正的顺序

用身体的重量，配合肩与肘，以身体下坠法，在患者吐气将尽之时，瞬间发力，完成矫正，发力的方向是由后向前。

矫正前的注意事项

舒缓患部附近的软组织。

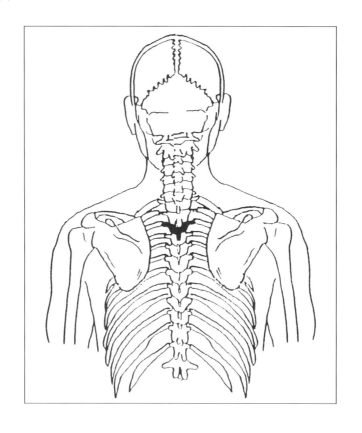

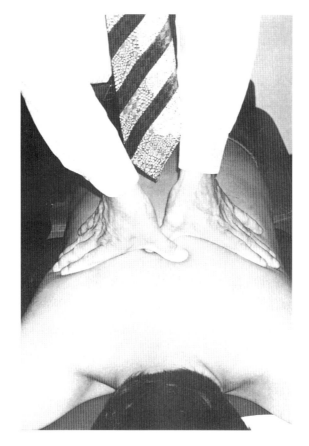

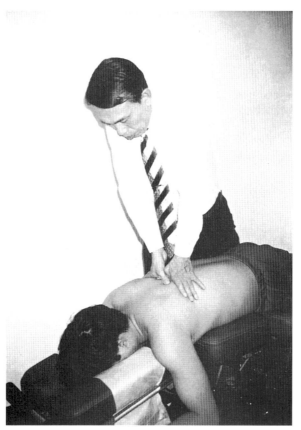

手法-42

第三胸椎矫正法（2）

症状

适用于胸椎 T_1-T_4 的受限。

图为第三胸椎右侧受限（RPT_3）

患者的姿势与位置

患者俯卧，矫正床的头部调低，全身放松，胸部配合弹压设备调整胸椎。

矫正者的姿势与位置

矫正者以前弓后箭的姿势站立于患者头部左侧上方。

❶右手豆状骨缓慢推开受限椎体附近的软组织，并压于第三胸椎右侧横突上，

❷左手拇指与食指压于右手手腕处，左手无名指压于右手拇指与食指之间的虎口上。

矫正的顺序

在患者吐气将尽之时，以身体的重量下压于右手豆状骨上，瞬间发力，完成矫正。发力的方向是由后向前并略带向下的力道。

矫正前的注意事项

舒缓患部附近的软组织。

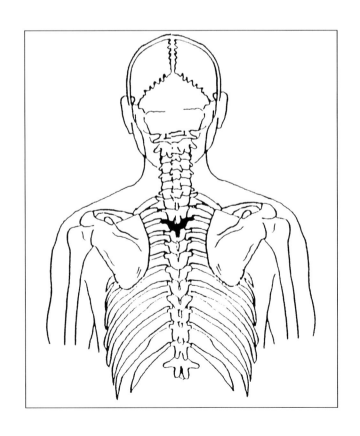

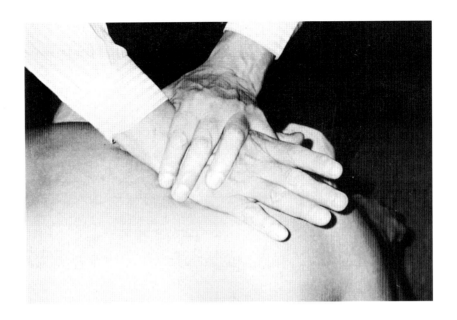

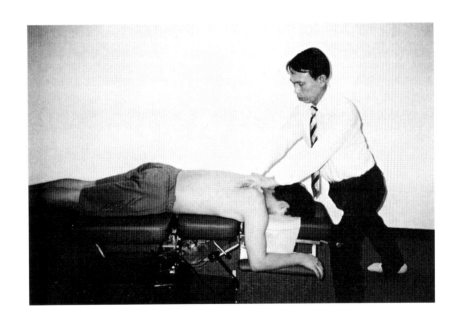

手法-43

第四胸椎矫正法

症状

胸椎第四椎右侧受限（此手法适合 T_2-T_4 的椎体及肋骨受限）。

患者的姿势与位置

患者坐于矫正床上或椅子上，两手手指交叉，置于颈部后方，双肘微向内收，全身放松。

矫正者的姿势与位置

矫正者站于患者背后，脸朝向患者背部。

❶右腿屈膝，踩在矫正床上或椅子上，以膝盖顶在第四胸椎右侧横突上。

❷双手穿过患者两侧腋下，从肘间空隙伸出，交会握于患者颈部，或握于患者双手前臂靠近腕关节处，并嘱患者双肘向内靠拢。

矫正的顺序

矫正者将膝盖定位后，以颈部为杠杆（或两前臂为杠杆）。

❶将患者双肩往后上方的方向拉抬，使胸椎拉挺并前屈。

❷同时配合着矫正者的膝盖略微往前顶，完成矫正。

矫正前的注意事项

❶舒缓患部附近的软组织。

❷患者后躺的角度不能过大，否则易造成患者的紧张感及矫正时的疼痛。

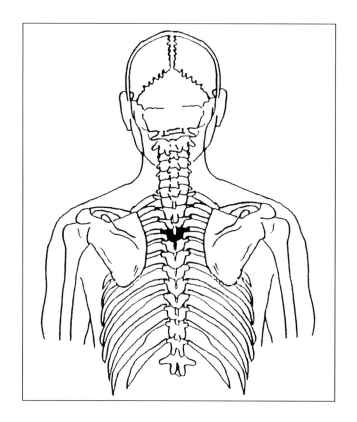

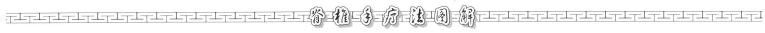
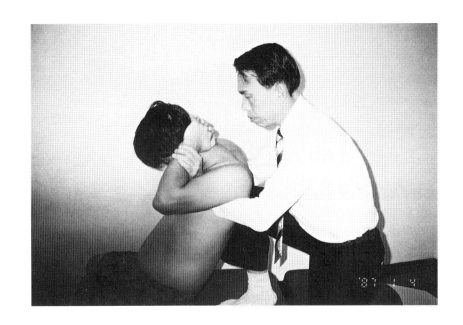

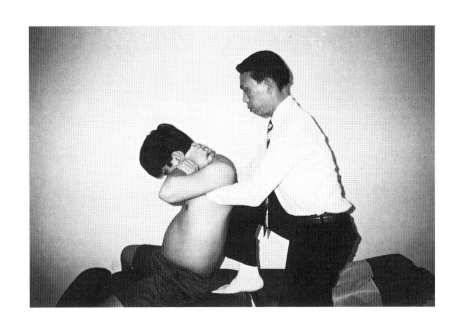

手法-44

第四胸椎坐姿矫正法

症状

胸椎与肋骨受限均可。

患者的姿势与位置

患者坐于矫正床腰部的地方，两手手指交叉置于枕骨下方，两肘张开。

矫正者的姿势与位置

❶矫正者站于矫正床的头部上方，脸朝向矫正床，右腿弯曲，小腿置于矫正床的头部中央。患者背向矫正者缓慢躺下，倒在矫正者的大腿上（将患处贴压于大腿上）。

❷矫正者的两手穿过患者双臂的肘窝处，双手掌握在患者双腋下与背部的转角处，靠近患处。

矫正的顺序

矫正者双手托住患者的身体由下向上的方向，在患者吐气将尽之时，牵引并同时大腿与双前臂相对用力，将患者胸部向上伸展并向头部上方牵引，完成矫正。

矫正前的注意事项

舒缓患部附近的软组织。

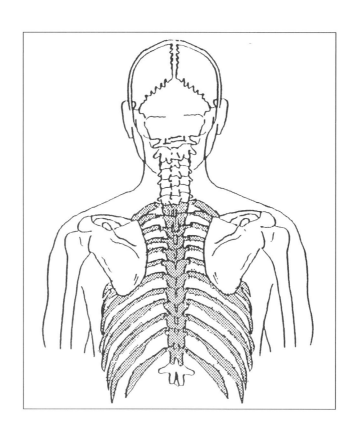

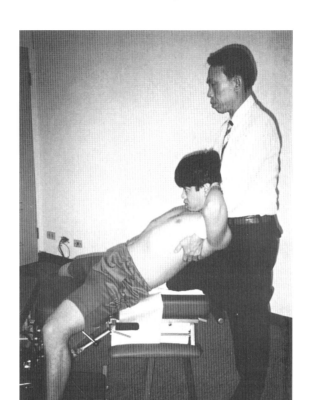

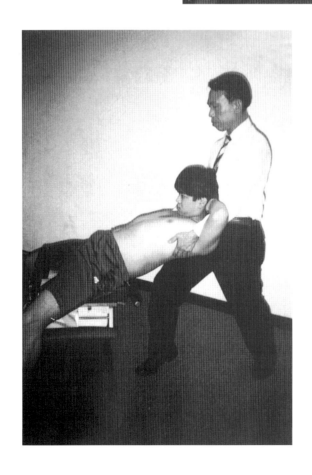

手法-45

（四）中胸（T_5、T_6、T_7、T_8）神经异常

1. 病症—

T_5：肝炎、易倦、低血压、血液循环不良、贫血、喉干，胆囊、脾脏、胃病变。

T_6：胃病、呕吐、消化不良、火气大、胃灼热、神经性胃炎、口臭、肝炎、胰脏病变。

T_7：胃下垂、胃炎、消化不良、口臭、糖尿病、肝炎、胃溃疡、十二指肠病变。

T_8：尿频、糖尿病、抵抗力下降、胸闷、肝病、手脚冰冷、小肠病变。

注：T_5-T_8（棘突右旋）：肝硬化、胆囊炎、肝功能障碍。

（棘突左旋）：胃炎、胃痉挛、胃溃疡、胃癌、十二指肠溃疡、肝炎、糖尿病、胃下垂、麻疹。

☆T_2-T_5神经异常：则有上肢、支气管和肺的病症。

T_5-T_8神经异常：则有食管的病症。

T_6-T_7神经异常：则有食管、贲门的病症。

T_6-T_{10}神经异常：则有脾、胃、肝、胆囊、腹膜的病症，糖尿病。

☆T_5：主管：肝脏、胃脏、脾脏、胆囊的神经运作。

T_6：主管：胰脏、胃脏的神经运动。

T_7：主管：胃脏和十二指肠的神经运动。

T_8：主管：小肠的神经运动。

2. 痛征—

❶T_5、T_6、T_7、T_8的皮神经反射疼痛区。

❷局部痛：在T_5、T_6、T_7、T_8脊椎两侧的肌肉有僵硬、绷紧的触感，且有压痛或受限的关节。

❸局部反射痛

T_5：胸部疼痛、背部硬化、关节炎。

T_6：胃痛、背痛、胸部反射到臀部痛。

T_7：胃痛。

T_8：脾痛。

☆T_5、T_6、T_7、T_8神经异常，会反射到前胸或肋间。

T_4-T_5反射痛到肘背部。

3. 检查方法—

患者俯卧，先检查其两侧的横突是否一致，是否在一直线上，再用两手的拇指分别在脊椎的两侧，由上（T_4）向下（T_8）按压，寻找两侧肌肉有无硬块、绷紧、损伤、肿胀、触痛，或关节受限的地方。

4. 舒缓手法前的准备工作—

舒缓前应先热敷患处15～20分钟，使患处软组织松弛后再使用手法舒缓。

5. 矫正手法前的注意事项—

应先做骶髂关节（SIJ）的矫正，然后再做颈椎C_1和C_2的矫正。此举的目的不仅释放患处的交感神经，同时要刺激副交感神经，使其恢复正常运作（矫正手法请参阅手法-46～手法-58）。

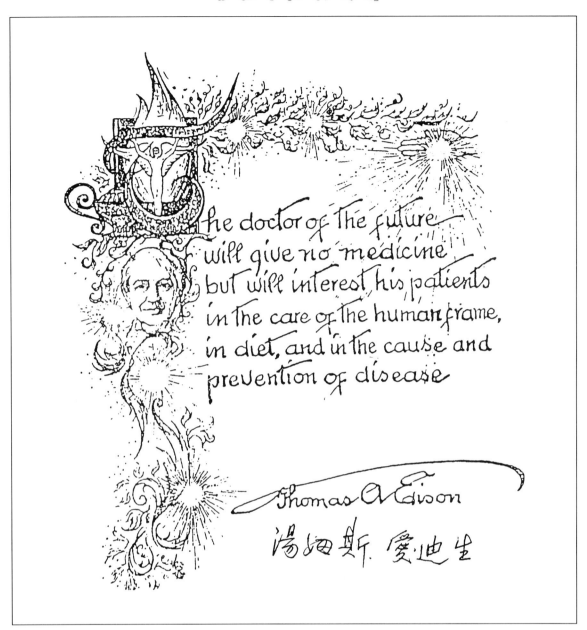

The doctor of the future
will give no medicine
but will interest his patients
in the care of the human frame,
in diet, and in the cause and
prevention of disease

Thomas A Edison

汤姆斯·爱迪生

未来的医生将不给病人药物，而其兴趣是在于照顾病人的骨架子，是在于饮食营养和找出致病的原因及做预防生病的人……。

苟亚博　译

※以上是最伟大的发明家汤姆斯·爱迪生先生说的名言。

（五）中胸区胸椎神经软组织的舒缓区与反射痛区

右侧受限舒缓右侧软组织，两侧受限则两侧同时舒缓。

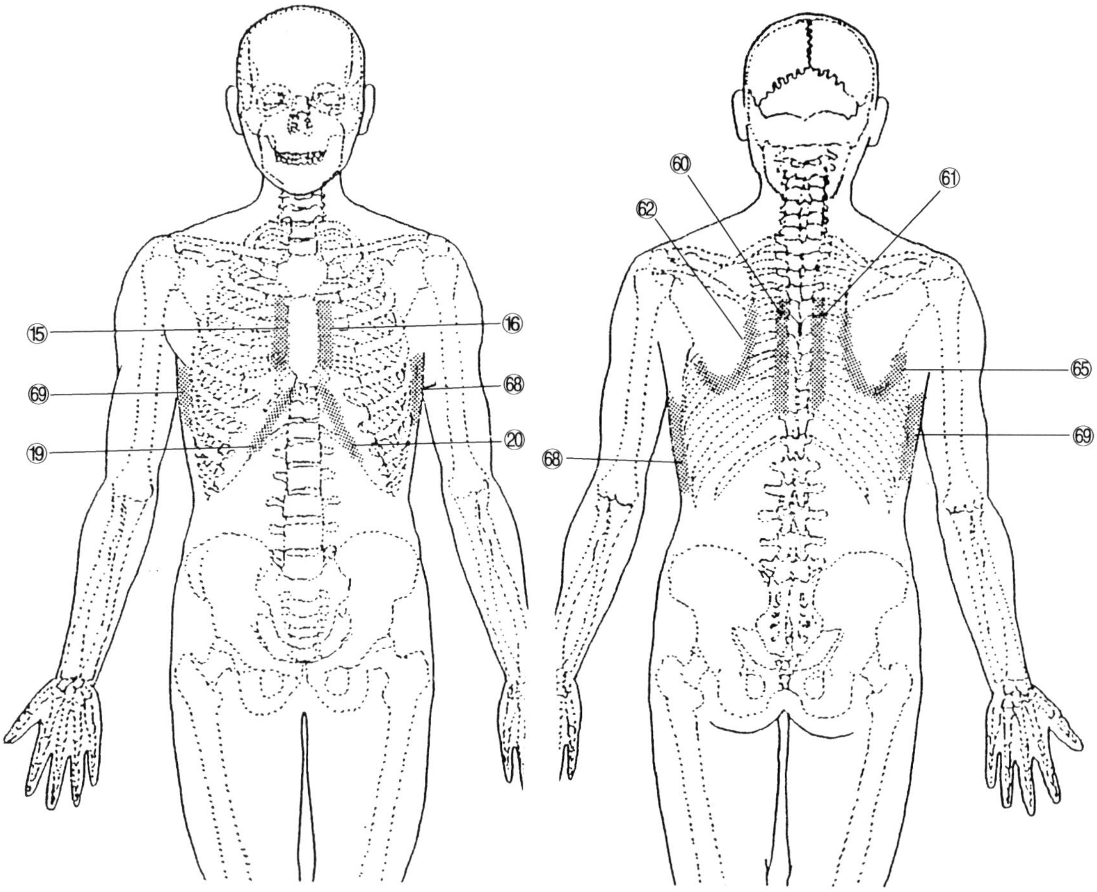

⑮胸骨柄附近的胸横肌　　(61)胸最长肌
⑲前胸肋骨内缘　　(65)肩胛骨下缘
(69)腋下前锯肌

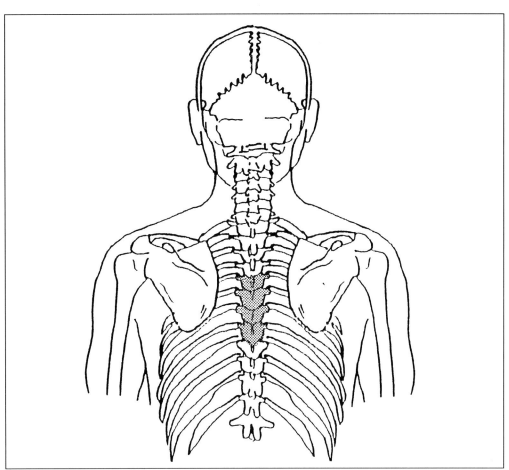

胸椎 T_5-T_8 神经异常的影响

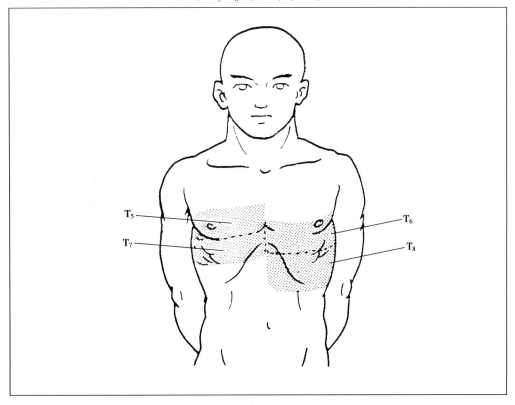

T_5-T_8 皮神经节的影响

（六）中胸区胸椎矫正法

第五胸椎矫正法（1）

症状

适用于胸椎第 5 ~ 12 椎（T_5-T_{12}）的受限。

图为第五胸椎左侧受限（LPT_5）。

患者的姿势与位置

患者俯卧，矫正床的头部调低，全身放松。

胸部配合弹性装配调整胸椎。

矫正者的姿势与位置

矫正者站在患者左侧（患侧）腰部附近，并以前弓后箭的姿势，脸朝向患者头部站立。

❶ 左手豆状骨缓慢推开患部附近的软组织后，压在患椎 T_5 左侧的横突上。

❷ 右手的拇指与食指压在左手的手腕处，环指压在左手的拇指与食指之间的虎口上，协助左手发力。

矫正的顺序

在患者吐气将尽之时，矫正者以身体的重量，下压在左手豆状骨上，瞬间发力，完成矫正，发力的方向是由后向前并略带向上。

矫正前的注意事项

舒缓患部附近的软组织。

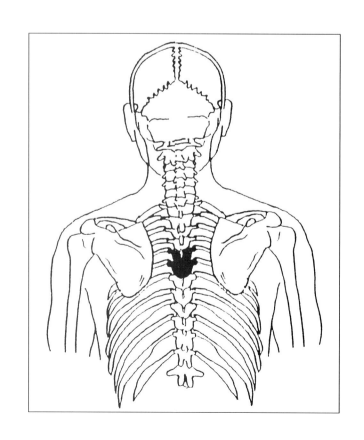

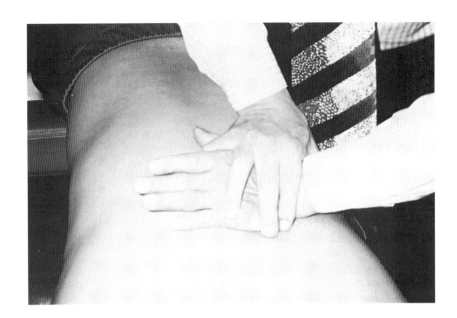

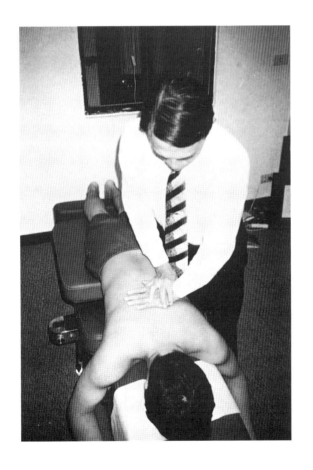

手法-46

第五胸椎矫正法（2）

症状

胸椎第五椎右侧受限。此手法对身体肥胖或身体非常柔软的人有效，肋骨受限的也适用。

患者的姿势与位置

患者俯卧，脸部向下，全身放松，胸部配合使用弹压装配调整。

矫正者的姿势与位置

矫正者站在患者右侧（患侧）腰部附近，以前弓后箭的姿势脸朝向患者头部。

❶右手拇指缓慢推开患部附近的软组织后，压于患椎的 T_5 右侧横突上，余四指贴压在肋肩背上，指尖朝向头部，拇指与棘突成垂直角度。

❷左手拇指与食指抓住右手腕附近，左手豆状骨压在右手拇指指背上，手肘伸直（注意：不要把肋骨压痛）。

矫正的顺序

在患者吐气将尽之时，矫正者利用自身的身体重量，用身体下坠法，瞬间发力，完成矫正，发力的方向是由后向前。

矫正前的注意事项

舒缓患部附近的软组织。

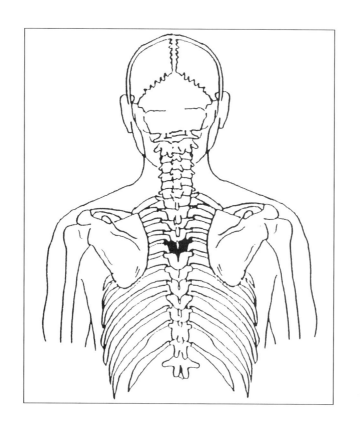

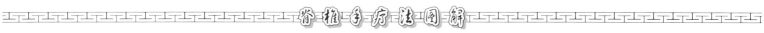

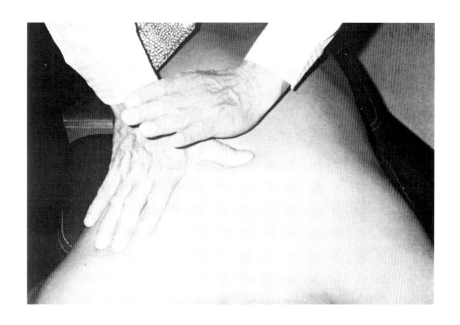

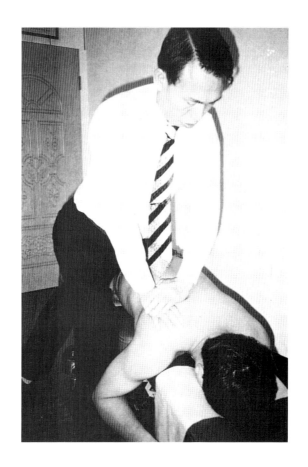

手法-47

第六胸椎矫正法

症状

第六胸椎左侧受限（LPT_6）。

患者的姿势与位置

患者俯卧，全身放松，矫正床胸部的部位，采用有弹压设备的装配。

矫正者的姿势与位置

矫正者以前弓后箭的姿势，站于患者右侧（健侧）腰部附近，脸朝向患者的头部。

❶右手的豆状骨，缓慢推开患部附近的软组织后，贴压于 T_6 左侧横突上。

❷左手由内而外的推开患椎的下一椎右侧附近软组织后，贴压于 T_7 右侧横突上，两手手肘稍微弯曲。

矫正的顺序

❶在患者吐气将尽之际，矫正者以自身的身体重量下压。

❷同时弯曲的双肘瞬间伸直，完成矫正。发力的方式是以身体的重量用双肘伸直的弹力，经豆状骨而瞬间发出，力道微偏向右手。

❸也可以以身体的重量下压到两手的豆状骨，再用旋转的方式矫正。

矫正前的注意事项

舒缓患部附近的软组织。

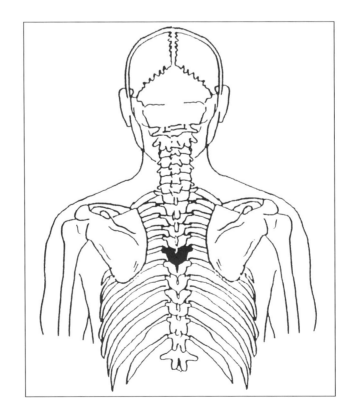

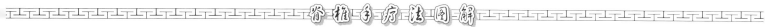

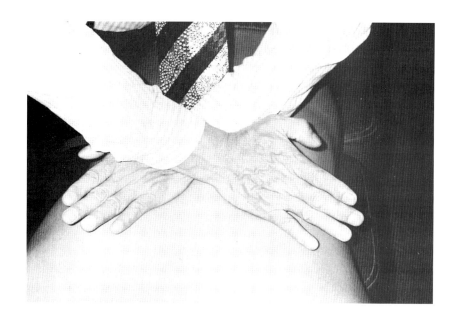

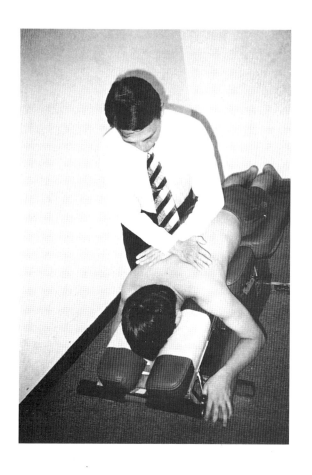

手法-48

第七胸椎矫正法

症状

第七胸椎左侧受限（LPT_7）。

患者的姿势与位置

患者俯卧，矫正床的头部调低，矫正床胸部的部位，采用有弹压设备的装配，并将全身肌肉放松。

矫正者的姿势与位置

矫正者两脚"八"字形分开，双膝微弯，站立于患者左侧（患侧）。

❶右手掌尺侧掌刀，推开患部附近软组织后，贴压于胸椎 T_7 左侧横突上，手肘微弯。

❷左手掌尺侧掌刀，推开患部对侧附近软组织后，贴于胸椎 T_7 右侧横突上，手肘微弯。

矫正的顺序

❶在患者吐气将尽之际，矫正者以自身的身体重量下压。

❷同时弯曲的双肘瞬间伸直，并带动旋转，完成矫正。

矫正前的注意事项

舒缓患部附近的软组织。

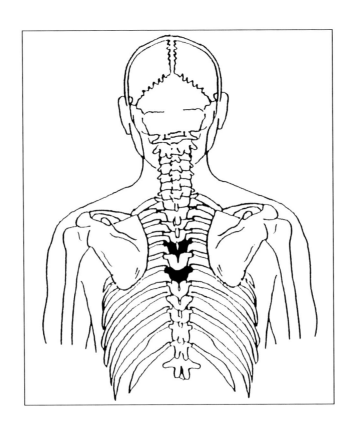

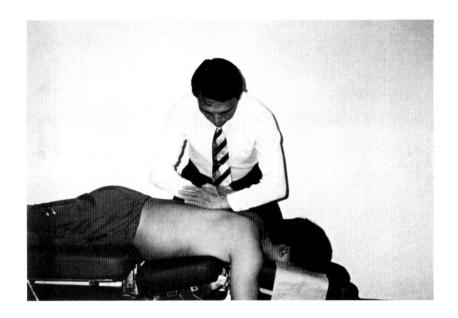

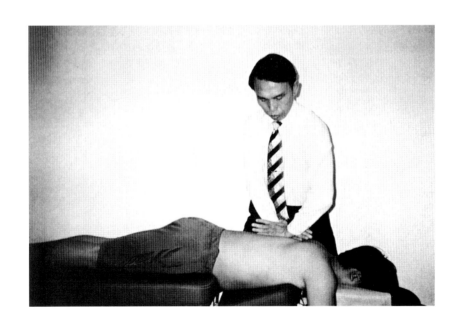

手法-49

第八胸椎矫正法（1）

症状

中、高胸脊椎后凸者均适用，图为胸椎第八椎后凸。

患者的姿势与位置

患者俯卧，两手前伸，右手掌握住左上臂靠近肘关节的地方，左手掌握住右上臂靠近肘关节的地方，患者前额部，置于患者两前臂处，全身放松。

矫正者的姿势与位置

矫正者两脚分开站于患者右侧，靠近胸部的地方，脸朝向患者。

❶矫正者的右手掌，从患者头部的前方伸进患者两前臂下，拉起患者两前臂往患者背部的方向拉抬。

❷矫正者的左手掌根，压在患者第八胸椎的棘突上手指头朝向患者头部。

矫正的顺序

矫正者将右手拉抬起患者前臂的重量，经矫正者的身体，旋转下压于矫正者的左手掌根处，反复几次下压后，最后再加轻微的顿力下压，完成矫正。

矫正前的注意事项

舒缓患部附近的软组织。

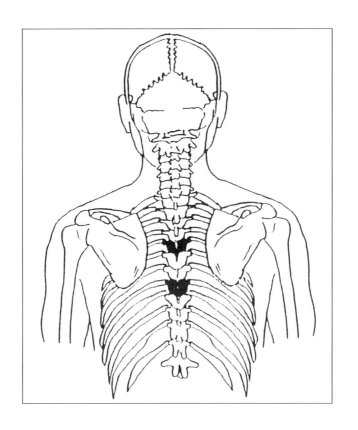

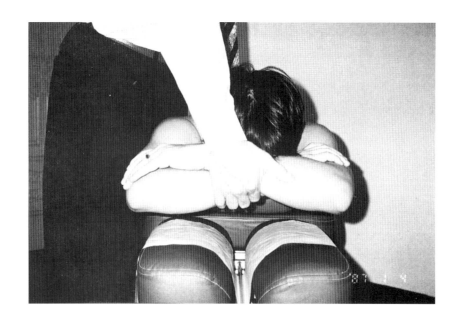

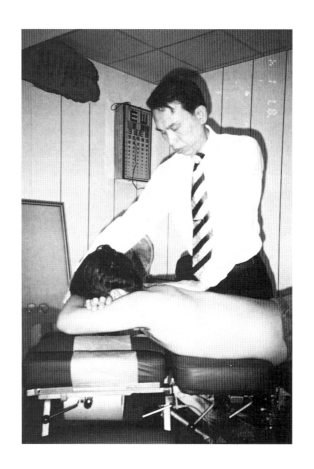

手法-50

第八胸椎矫正法（2）

症状

胸肋关节的舒缓方法。

患者的姿势与位置

患者俯卧，矫正床头部调低，全身放松。

矫正者的姿势与位置

矫正者以前弓后箭的姿势，站立于患者左侧臀部附近，脸朝向患者头部。两手掌心相对，两手掌尺侧置于患部附近，手指朝向患者头部的方向，两手豆状骨缓慢推开患部附近的软组织后贴压在胸肋关节上（棘突旁开2.5cm），两手小指与脊椎平行，其他三指交叉组合。

矫正的顺序

在患者呼气将尽之时，将矫正者身体的重量，经两手的手肘转到两手豆状骨上，瞬间发力，发力的方向是由上向下，并略带向外。

矫正前的注意事项

舒缓患部附近的软组织。

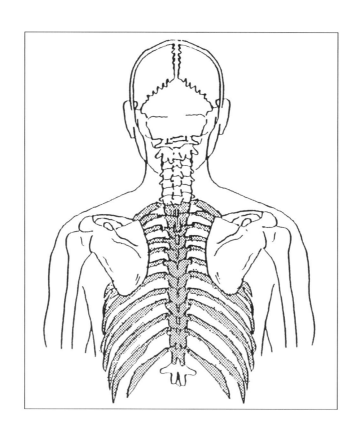

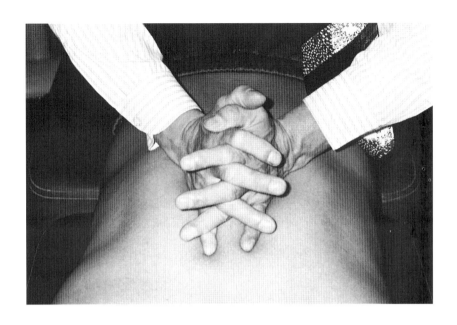

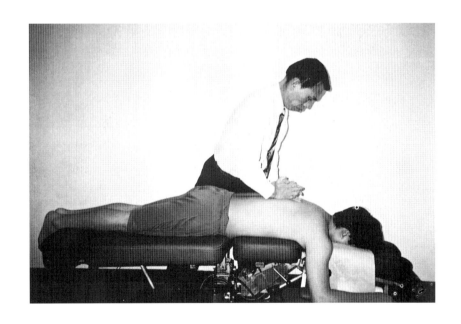

手法-51

枕垫胸椎矫正法

症状

胸肋关节受限均可。

患者的姿势与位置

患者仰卧，矫正床的头部调平，用垫子放在欲矫正的患部胸肋关节处，患者的两手放在颈部的后方，手指交叉握住。

矫正者的姿势与位置

矫正者站在患者的头部上方。

矫正的顺序

❶矫正者的双手同时穿过患者交叉双手的上臂肘窝处，将两手的手掌抓住患者两边腋下与背部交接的转角地方。

❷在患者吐气将尽之时，矫正者的双手手掌托住患者的胸部往上（天花板方向）抬，同时双前臂轻微且同时下压于患者双肩上并向头部方向牵引发力。

矫正前的注意事项

舒缓患部附近的软组织。

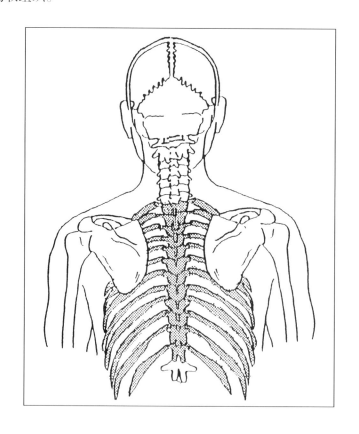

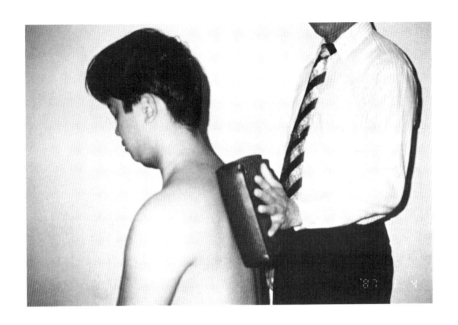

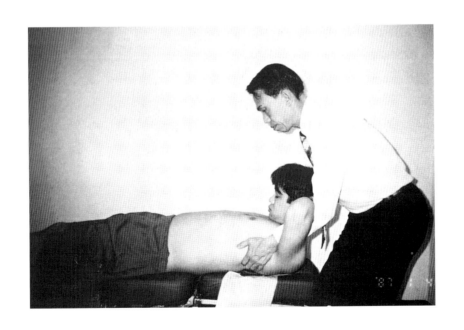

手法-52

立姿胸椎矫正法

症状

胸椎与肋骨受限均可。

患者的姿势与位置

患者把两脚左右分开站立，两脚之间隔以患者背部与矫正者胸部同高为标准，两肘张开，两手掌在颈部的后面手指交叉握住（如图），有肩关节障碍的人不能做此手法。

矫正者的姿势与位置

❶矫正者站在患者背后，胸部紧贴在患者患部的下方（或以毛巾垫住亦可），右脚前伸，置于患者两腿之间。

❷矫正者的两手从患者两边腋下往上穿过两肘间的空隙后，握住患者的两前臂近手腕处。

矫正的顺序

患者微向前倾，矫正者在患者吐气将尽之时，两手同时将患者的双臂向后并向上的方向抬举，同时胸部往前顶，瞬间发力。

矫正前的注意事项

❶舒缓患部附近的软组织。

❷不能把患者的双肘过度张开或撑开，否则患者会紧张，必须注意。

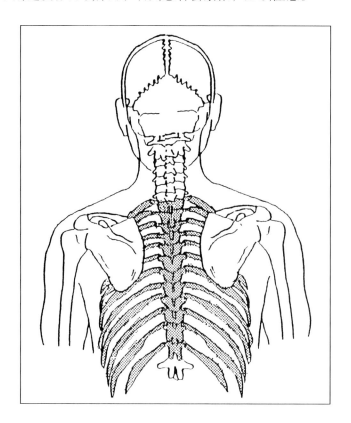

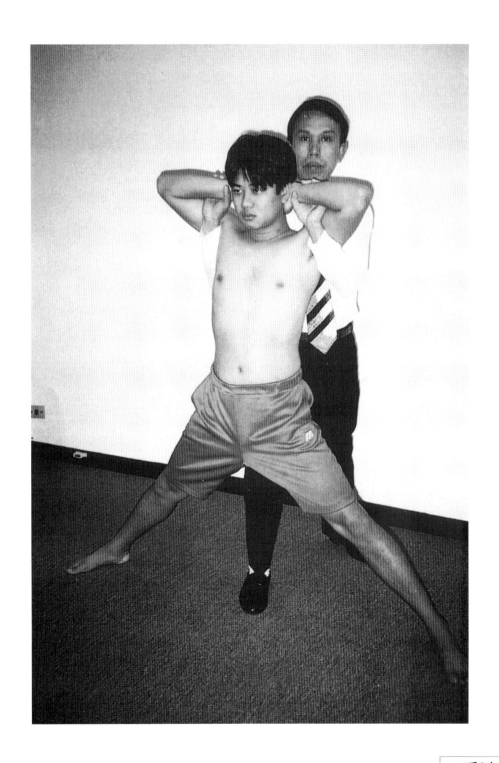

手法-53

立姿胸椎矫正法

症状

胸椎与肋骨受限均可。

患者的姿势与位置

患者的两脚左右分开站立，两脚之间的距离以患者背部与矫正者胸部同高为标准；患者双肘并拢，两手手指交叉置于颈部后方，有肩关节障碍的人不能做此手法。

矫正者的姿势与位置

❶矫正者站在患者背后，胸部紧贴在患者背部的患处下方（或以毛巾垫住亦可），右脚前伸，置于患者两腿之间。

❷矫正者的两手从患者背后往前伸，双掌握住（或扣住、托住均可）患者双肘，手指交叉扣住。

矫正的顺序

患者微向前倾，矫正者在患者吐气将尽之时，双手同时将患者的双肘向后上方抬举，同时胸部往前顶，瞬间发力。

矫正前的注意事项

舒缓患部附近的软组织。

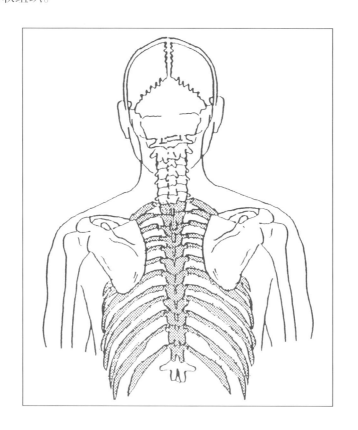

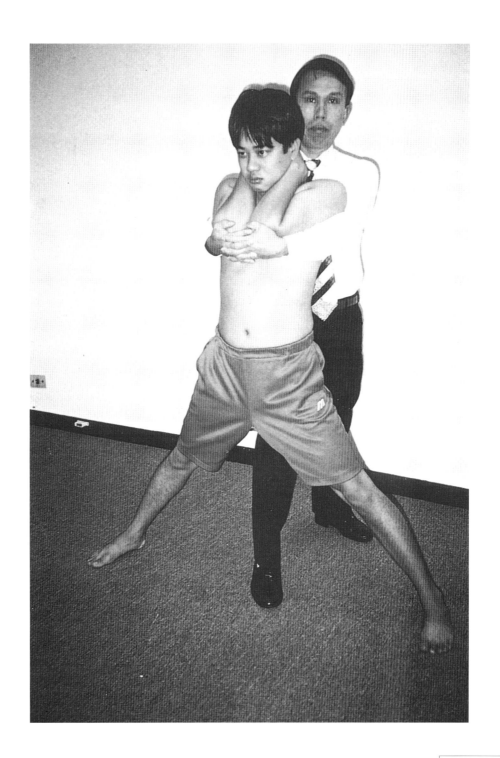

手法-54

立姿胸椎矫正法

症状

胸椎与肋骨受限均可。

患者的姿势与位置

患者的两脚左右分开站立，两脚之间的距离以患者背部与矫正者胸部同高为标准；患者两前臂紧贴于胸前，两手掌托住下颚，嘴巴与牙齿紧闭。

矫正者的姿势与位置

❶矫正者站在患者背后，胸部紧贴在患者背部的患处下方（或以毛巾垫住亦可），右脚前伸，置于患者两腿之间。

❷矫正者两手从患者背后前伸，双掌托住患者的双肘，手指交叉扣住。

矫正的顺序

患者微向前倾，矫正者在患者吐气将尽之时，双手同时将患者的双肘向后上方抬举，同时胸部往前顶，瞬间发力。

矫正前的注意事项

舒缓患部附近的软组织。

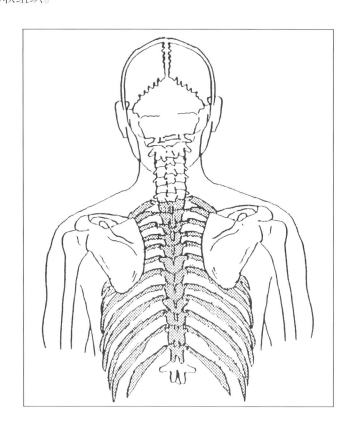

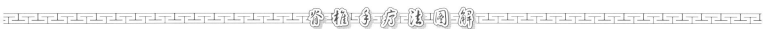

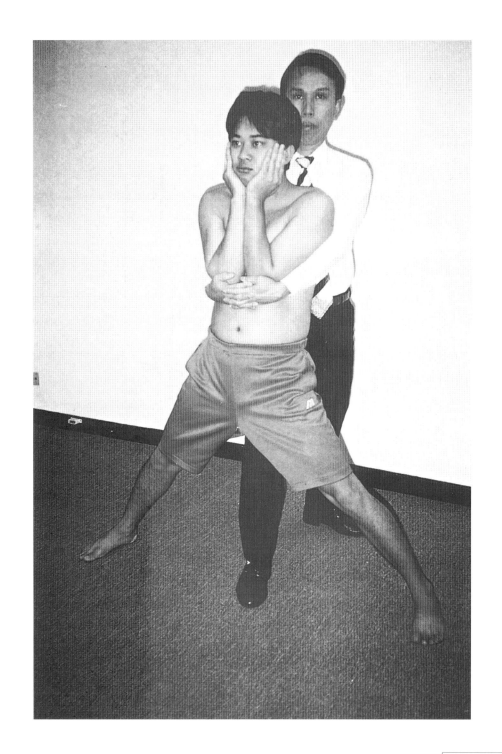

手法-55

立姿胸椎矫正法

症状

胸椎与肋骨受限均可。

患者的姿势与位置

患者的两脚左右分开站立，两脚之间的距离以患者背部与矫正者胸部同高为标准；患者双臂下垂在胸部前面交叉并贴紧于胸前，双肩亦同时往前伸，头低下。

矫正者的姿势与位置

❶矫正者站在患者背后，胸部紧贴在患者背部的患处下方（或以毛巾垫住亦可），右脚前伸，置于患者两腿之间。

❷矫正者两手从患者背后前伸，右手抓紧患者左上臂靠近肘关节的地方，左手抓紧患者左手肘关节的上方。

矫正的顺序

患者微向前倾，矫正者在患者吐气将尽之时，双手同时将患者的双臂向后上方抬举，同时胸部往前顶，瞬间发力。

矫正前的注意事项

舒缓患部附近的软组织。

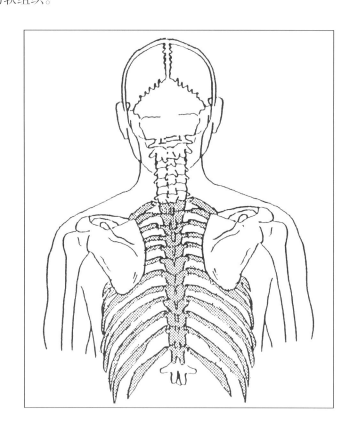

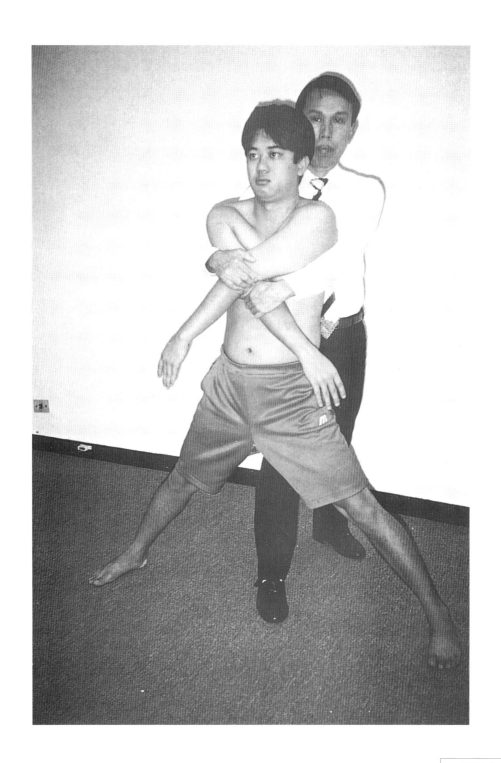

手法-56

立姿胸椎矫正法

症状

胸椎与肋骨受限均可。

患者的姿势与位置

患者的两脚左右分开站立，两脚之间的距离以患者背部与矫正者胸部同高为标准；患者双手往背后伸，双手手指相扣于后腰上，头低下。

矫正者的姿势与位置

❶矫正者站在患者背后，胸部紧贴在患者背部的患处下方（或以毛巾垫住亦可），右脚前伸，置于患者两腿之间。

❷矫正者两手从患者背后穿过患者两腋下的空隙，双手十指交叉，扣紧置于患者上腹部。

矫正的顺序

患者微向前倾，矫正者在患者吐气将尽之时，双手同时将患者的腹部向后上方抬举，同时胸部往前顶，瞬间发力。

矫正前的注意事项

舒缓患部附近的软组织。

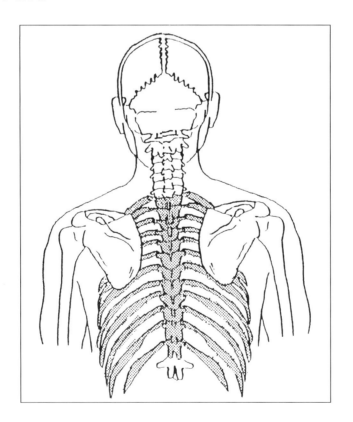

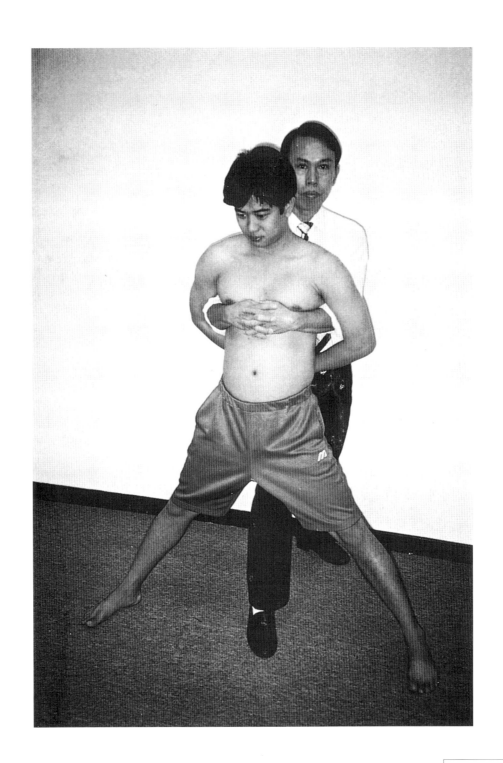

手法-57

立姿胸椎矫正法

症状

胸椎与肋骨受限均可。

患者的姿势与位置

患者的两脚左右分开站立，两脚之间的距离以患者背部与矫正者胸部同高为标准；患者双手在颈后，手指交叉握住，两肘微向前伸。有肩关节障碍的人不能做此手法。

矫正者的姿势与位置

❶矫正者站在患者背后，胸部紧贴在患者背部的患处下方（或以毛巾垫住亦可），右脚前伸，置于患者两腿之间。

❷矫正者两手从患者两腋下往上穿出，双手十指交叉相扣于患者颈部后面（不必压于患者手背上）。

矫正的顺序

患者微向前倾，矫正者在患者吐气将尽之时，双手同时将患者的双臂向后上方抬举，同时胸部往前顶，瞬间发力。

矫正前的注意事项

舒缓患部附近的软组织。

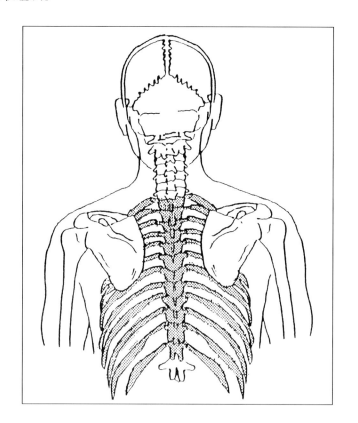

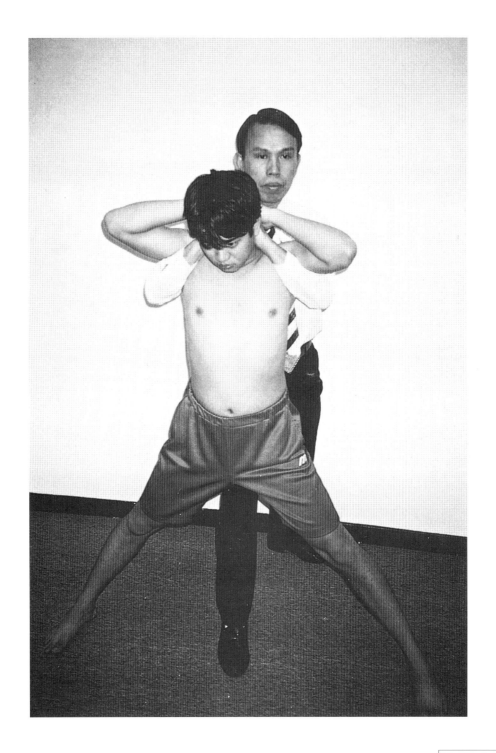

手法-58

（七）低胸（T_9、T_{10}、T_{11}、T_{12}）神经异常

1. 病症—

    T_9：过敏症、麻疹、手脚冰冷、水痘、喉干、排尿量少、小便白浊、肾亏，小肠、肾上腺病变。

    T_{10}：风湿、血管硬化、肾炎、肾亏、尿血、癣、水肿、小便量少、小便白浊，大肠、肾脏、阑尾病变。

    T_{11}：皮肤病、湿疹、痔疮、手脚肿大、小便不出、糖尿病、肾亏、尿血、肠消化不良、大肠病变。

    T_{12}：风湿、气痛、不孕、小便不出、颈部肿胀、食欲不振，甲状腺、膀胱、肾脏、大肠病变。

    ☆T_8-L_1 神经异常：则有肾上腺病症。

    T_9-T_{11} 神经异常：则有小肠、横结肠病症。

    T_{10}-L_1 神经异常：则有大肠、前列腺、尿道病症。

    T_{10}-T_{11} 神经异常：则有卵巢、睾丸病症。

    T_{11}-L_2 神经异常：则有肾、输卵管病症。

    ☆T_9：主管：小肠及肾上腺的神经运动。

    T_{10}：主管：肾脏、盲肠、大肠的神经运动。

    T_{11}：主管：肾脏和大肠的神经运动。

    T_{12}：主管：肾脏和大肠及膀胱的神经运动。

2. 痛征—

    ❶T_9、T_{10}、T_{11}、T_{12}皮神经节反射痛区。

    ❷局部痛：在 T_9、T_{10}、T_{11}、T_{12}脊椎两侧的肌肉有僵硬、绷紧、压痛和关节受限的感觉。

    ❸局部反射痛

      a. 反射痛向下到腰及腿。

      b. 下腹部疼痛。

3. 检查方法—

患者俯卧，先检查棘突的两侧是否一致，是否在一条直线上，再用两手的拇指，分别在脊椎的两侧，由上（T_8）向下（T_{12}）按压，触诊两侧的肌肉有无硬块、绷紧、损伤、肿胀或关节受限之处。

4. 舒缓手法前的准备工作—

舒缓前应先热敷患处 15～20 分钟，使患处软组织松弛后再使用手法舒缓。

5. 矫正手法前的注意事项—

应先做骶髂关节（SIJ）的矫正，然后再做颈椎 C_1 和 C_2 的矫正。此举的目的不仅释放患处的交感神经，同时要刺激副交感神经，使其恢复正常运动（矫正手法请参阅手法-59～手法-70）。

（八）低胸区胸椎神经软组织的舒缓区与反射痛区

右侧受限舒缓右侧软组织，两侧受限则两侧同时舒缓。

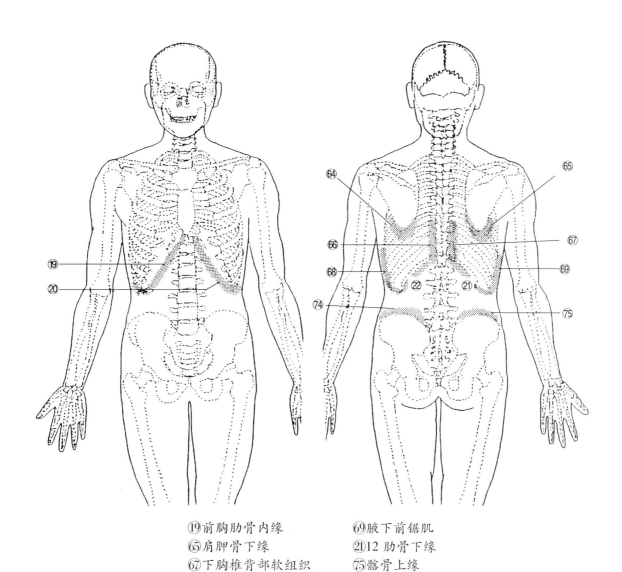

⑲前胸肋骨内缘　　　　⑲腋下前锯肌
㉕肩胛骨下缘　　　　　㉑12 肋骨下缘
㉗下胸椎背部软组织　　㊙髂骨上缘

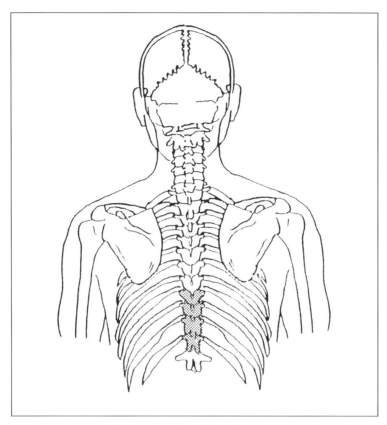

胸椎 T_9-T_{12} 神经异常的反射痛

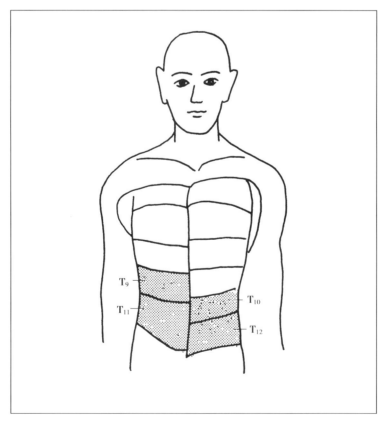

T_9-T_{12} 皮神经节的反射痛区

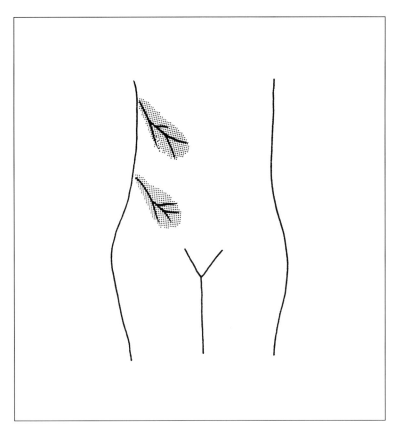

T_9-T_{12}引起腹部疼痛

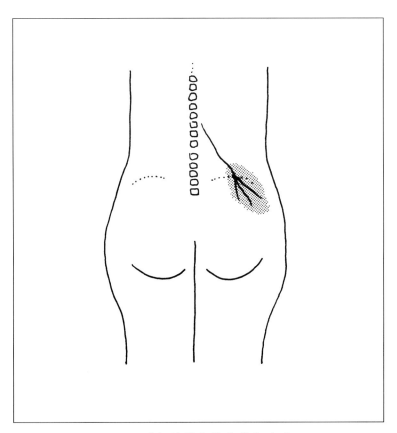

T_{12}-L_1引起髂骨上缘和臀部疼痛

（九）低胸区胸椎矫正法

第九胸椎矫正法（1）

症状

全部胸椎与腰椎，椎骨为 AS 或 PI，棘突上有压痛点者，图是胸椎第九椎。

患者的姿势与位置

患者俯卧，脸部朝下，全身放松，胸部配合弹压调整设备。

矫正者的姿势与位置

矫正者在任意一侧站立均可，以前弓后箭的姿势站立。以矫正者站立于患者左侧为例：
❶矫正者右手掌根在棘突上缓慢推开患部上面的软组织后，以掌根压在第九胸椎棘突处，指尖朝向患者头部。
❷左手拇指与食指握住右手手腕，以稳定右手。

矫正的顺序

在患者吐气将尽之时，矫正者以自身的体重，用身体下坠法，瞬间短弧发力，完成矫正，发力的方向是由患者背后向患者前胸。

矫正前的注意事项

❶舒缓患部附近的软组织。
❷矫正胸椎 T_1-T_4 时，由患者头部的方向往下矫正。

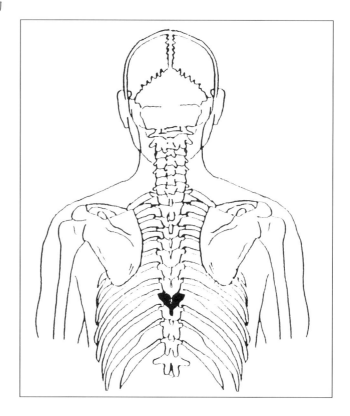

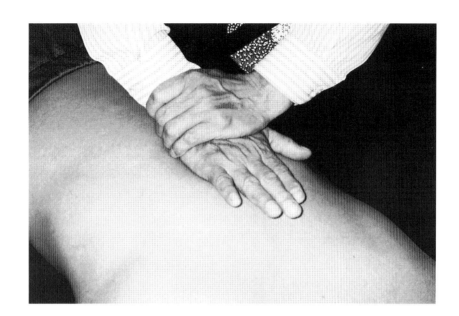

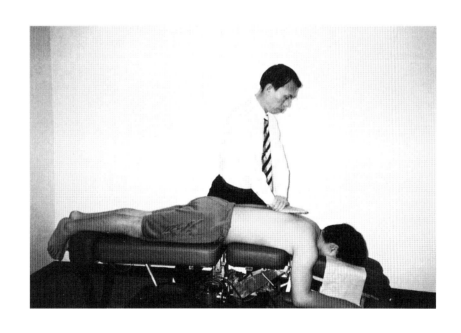

手法-59

第九胸椎矫正法（2）

症状

胸椎第九椎右侧受限。

患者的姿势与位置

患者俯卧，脸部朝下，全身放松。

矫正者的姿势与位置

矫正者可在任何一侧，以前弓后箭的姿势站立。下图为矫正者站于患者左侧腰部附近。

❶右手握小拳头的样子，再以食指与中指的中间指节的关节，平压于患椎两侧的横突，手臂与手背平行伸直，同时将棘突挟住固定之。

❷左手为防止右手滑走与增加右手下压的力量，左手拇指压于右手中指与环指之间，其余四指压在右手拇指指背上，握住右手以稳定之。

矫正的顺序

在患者吐气将尽之时，以身体的重量瞬间发力，完成矫正，力量偏向中指关节。

矫正前的注意事项

舒缓患部附近的软组织。

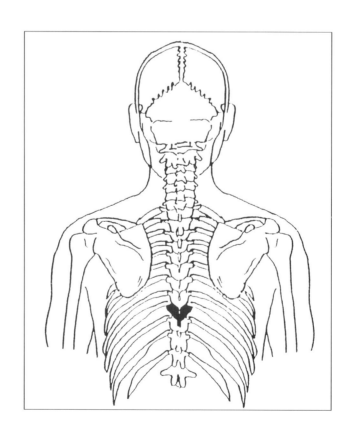

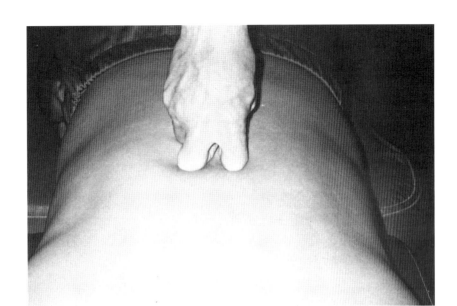

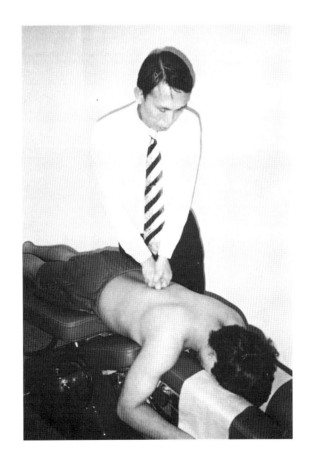

手法-60

第十胸椎矫正法（1）

症状

胸椎第十椎左侧受限（此手法适合低胸至腰椎第三椎的受限）。

患者的姿势与位置

患者侧卧，左侧在上，矫正床的头部调高。

❶右手臂置于矫正床上，左手臂曲肘，置于患者左侧腰腹之间。

❷右腿微弯平置在矫正床上；左腿屈膝，左脚背钩在右腿膝窝处。

矫正者的姿势与位置

矫正者两脚分开站在患者右侧，脸朝向患者。

❶矫正者的右手食指指腹，扣在患者第十胸椎棘突的右侧，右前臂置于患者左臀部。

❷矫正者的左手将患者的右手臂，往患者的前方拉，使患者的身体向左旋转，直到矫正者右手的食指指腹，感觉到患者的背部组织张力拉紧为止，然后让患者的右手掌握在患者左手肘的上方，矫正者的左手穿过患者左腋下。

❸左手拇指指腹，顶在患者第九胸椎棘突的左侧，左前臂的上部则顶在患者左前胸的地区，以此处为力点将患者左肩向后推，使患者身体更向左旋转。

矫正的顺序

矫正者的左肘前推，右肘后拉，双肘一推一拉，连带着左手拇指顶住第九胸椎的棘突左侧，右手食指配合着右肘后拉的同时，将第十胸椎的棘突右侧拉向左侧，便完成矫正。

矫正前的注意事项

舒缓患部附近的软组织。

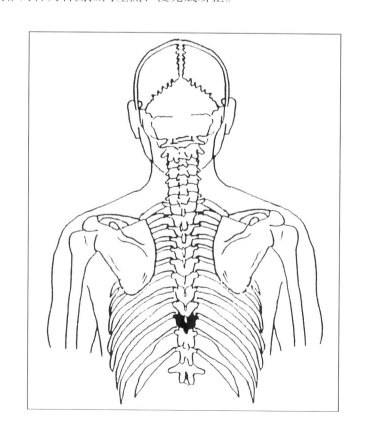

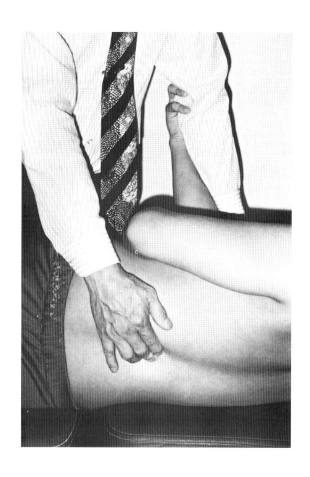

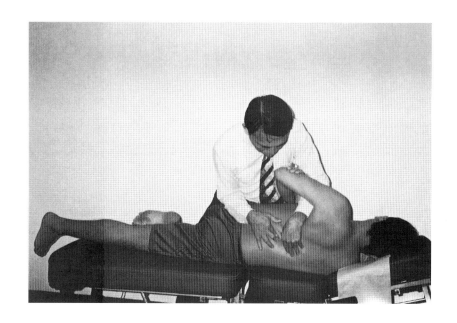

手法-61

第十胸椎矫正法（2）

症状

第十胸椎左侧受限（此手法适合于低胸胸椎到腰椎第三椎受限）。

患者的姿势与位置

患者坐于矫正床上（或椅子上），两腿分开置于矫正床的两侧，夹着矫正床固定住，两手手指交叉，置于颈部的后方。

矫正者的姿势与位置

矫正者站于患者右侧方，脸朝向患者。

❶矫正者的右手掌，从患者右侧腋下，经患者胸前的两上臂之间伸出，抓握在患者左上臂处。

❷左手的拇指指腹，缓慢推开患部附近的软组织后，贴压在患者第十胸椎棘突的右侧。

矫正的顺序

矫正者的右手掌，将患者的左上臂往患者的右前方向拉，造成患者的身体向右旋。

❶让患者的身体做几次右旋之后，再旋到极限的瞬间。

❷矫正者的左手拇指指腹，从患者第十胸椎的棘突右侧，突然横向发力，将棘突推向左侧，完成矫正。

矫正前的注意事项

舒缓患部附近的软组织。

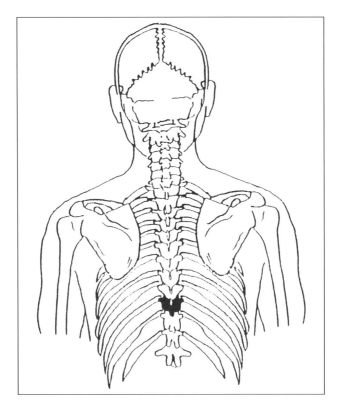

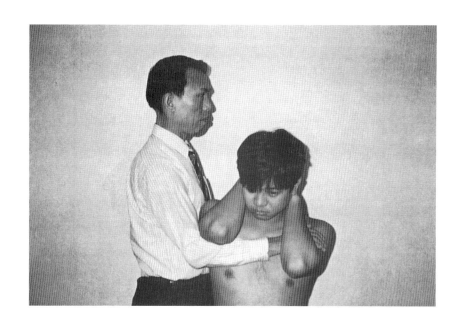

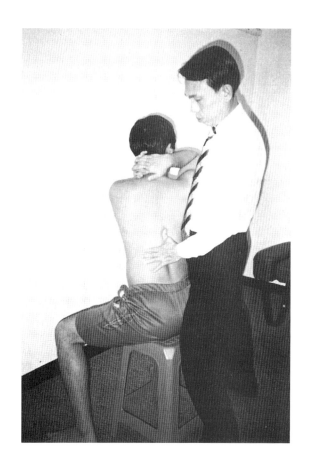

手法-62

第十一胸椎矫正法

症状

第十一胸椎右侧受限（此手法适合低胸区到腰椎第三椎的受限）。

患者的姿势与位置

患者坐于矫正床上（或椅子上），两腿分开置于矫正床的两侧，夹着矫正床固定住，两手交叉抱于胸前，右手在上，左手在下。

矫正者的姿势与位置

矫正者站于患者左侧方，脸朝向患者背部。

❶矫正者的左手掌，从患者左前方经患者的左前臂伸出，握抱于患者右侧腋下，矫正者的左侧腋下压在患者的左肩胛上方。

❷矫正者的右手拇指指腹，缓慢推开患部附近的软组织后，贴压在患者第十一胸椎棘突的左侧。

矫正的顺序

矫正者以左手腕为支点，以左腋部为力点，将患者两边的肩膀以右肩上、左肩下的方式运动，反复运动几次。

❶矫正者的左腋部，将患者的左肩压到极限的瞬间。

❷右手拇指指腹，从患者第十一胸椎棘突左侧，突然横向发力，将棘突推向右侧，完成矫正。

矫正前的注意事项

舒缓患部附近的软组织。

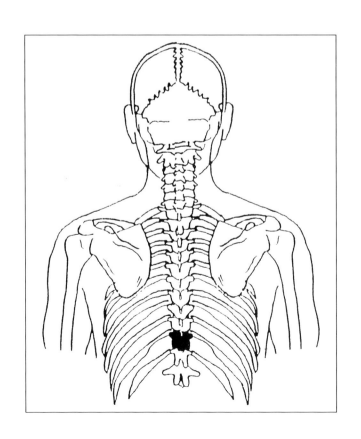

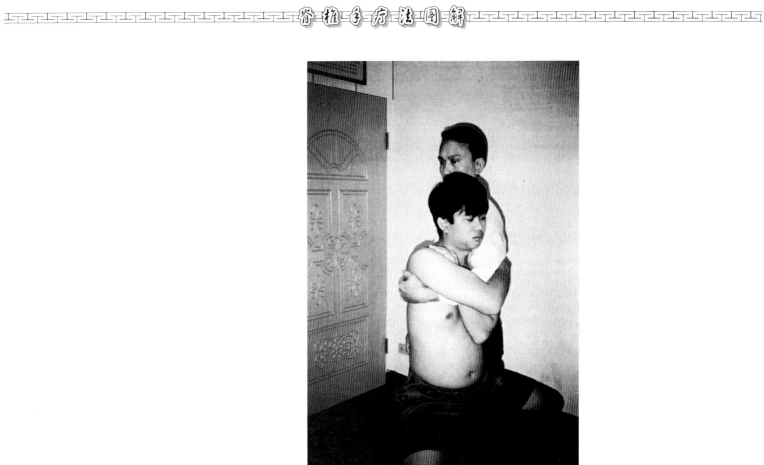

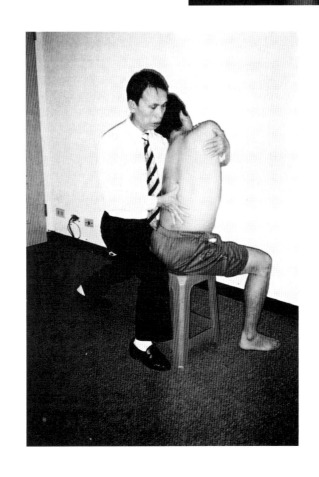

手法-63

第十二胸椎矫正法

症状

第十二胸椎左侧受限（此手法适合下胸到腰椎第三椎的受限）。

患者的姿势与位置

患者坐于矫正床上（或椅子上），两腿分开置于矫正床的两侧，夹着矫正床固定住，右手掌置于颈部后方。

矫正者的姿势与位置

矫正者站于患者右侧后方，脸朝向患者背部。

❶矫正者的右手从患者右腋下往上穿过右肘间三角形空隙，手掌覆压于患者右手手背上。

❷左手拇指指腹，推开患部附近的软组织后，贴压在第十二胸椎棘突的右侧方。

矫正的顺序

❶矫正者的右手掌将患者的颈椎拉向患者的右前方，前臂带动患者的右肩向患者的右后方推，造成患者的身体向右旋，反复几次的动作，使患者的胸椎柔软。

❷将患者的身体右旋到极限的瞬间。

❸左手拇指指腹，从患者第十二胸椎的棘突右侧，突然横向发力，将棘突推向左侧，便完成矫正。

矫正前的注意事项

❶舒缓患部附近的软组织。

❷同侧肩胛骨受限者不适宜用此手法。

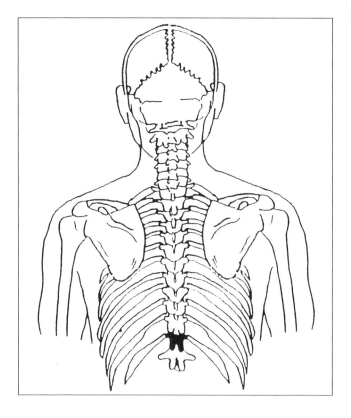

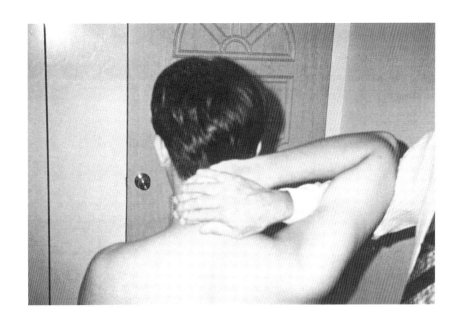

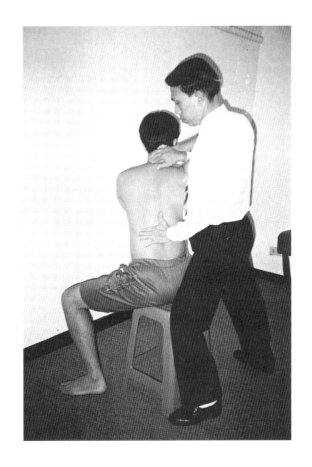

手法-64

胸椎矫正法

症状

使棘间部变宽，全部的胸椎与腰椎均可使用，例如：胸椎脊突有压痛点，且棘突有略微后凸者，可使用此法。

患者的姿势与位置

患者俯卧，脸部朝下，全身放松。

矫正者的姿势与位置

矫正者可于任何一侧站立，腰放低，用前弓后箭姿势站立，以站于患者左侧腰部附近为例。

❶矫正者左手缓慢下压于患部脊突，手肘轻轻弯曲。

❷右手抓紧左手固定住（此时因重力下压，棘突会有疼痛感产生）。

矫正的顺序

在患者吐气将尽之时，用肩快速的瞬间发力，发力的方向是由后向前，及兼向头部的方向发力。

矫正前的注意事项

❶舒缓患部附近的软组织。

❷脊突下陷者，不宜使用此法。

❸压痛点很强时也不宜使用此法。

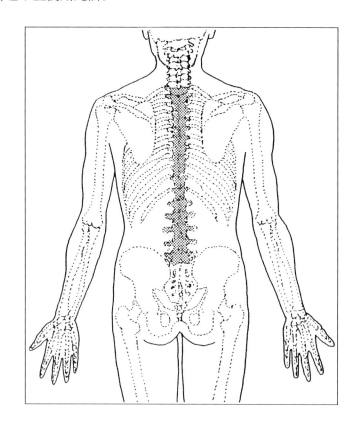

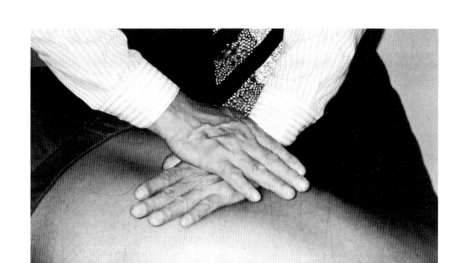

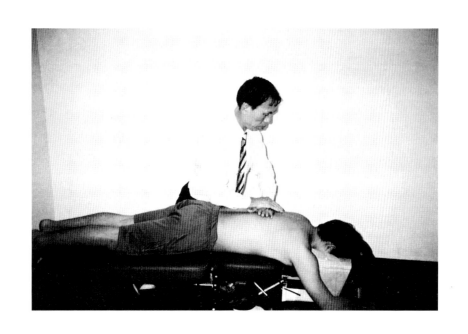

手法-65

胸椎矫正法

症状

全部的胸椎和腰椎受限均可，特别对儿童有效。

患者的姿势与位置

患者俯卧，脸部朝下，全身放松。

矫正者的姿势与位置

矫正者站在任何一侧均可，并以前弓后箭的姿势站立于患者旁边。

矫正的顺序

以矫正者站立于患者左侧腰部附近为例。

❶矫正者的右手以食指与中指压在患椎椎体的两侧。

❷左手以小指侧面（手刀）在右手的中指与食指上做结实的押压（不能用顿力）。

矫正前的注意事项

舒缓患部附近的软组织。

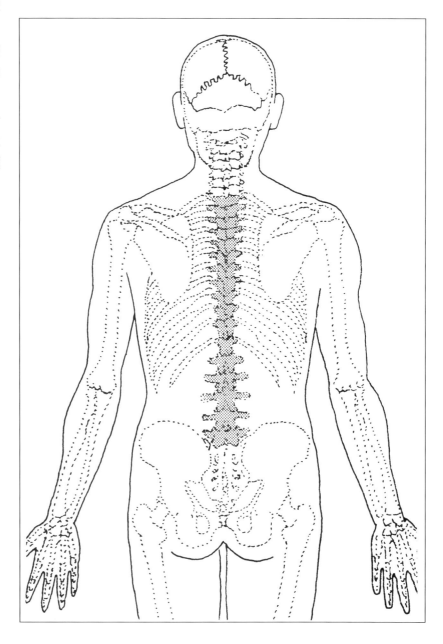

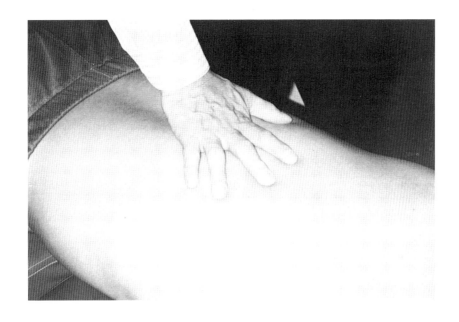

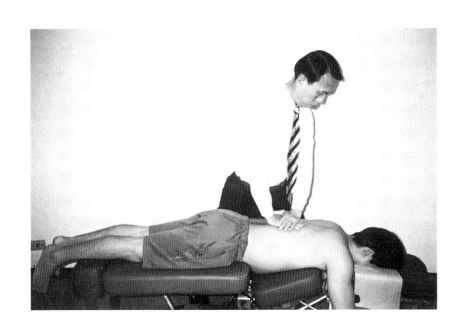

手法-66

胸椎矫正法（滚动式铁板烧）

症状

胸椎与肋骨受限均可（T_3-T_{12}）。

患者的姿势与位置

患者仰卧，矫正床的头部往上调高，患者两手的手掌，交叉抱于双肩上，右手肘在上，左手肘在下，两肘平行。

矫正者的姿势与位置

矫正者弯腰站于患者右侧腰部附近，脸朝向患者，右手从患者左边伸到患者的背部，以半握拳的方式置于患部，棘突在拳的中央，左手弯曲，手掌压于患者双肘上。

矫正的顺序

❶右手与左手相互配合，将患者的身体向矫正者的方向45°侧转。

❷矫正者再将患者的身体推回平躺的位置之同时，亦将矫正者身体的重量下压于矫正者左手的手背上，随着转动之势下压（右手半握拳方式贴于患处）。

❸如患椎在患者的右侧时，矫正者的身体重量下压中心点不能超越患者身体的中心线；如患椎是在患者的左侧时，矫正者的身体重量下压的中心点必需越过患者平躺时的身体中心线。

矫正前的注意事项

❶舒缓患部附近的软组织。

❷如患者的体型超过矫正者手臂向后抱的长度时（棘突必需置于拳的中央），矫正者两手的位置可对调操作。

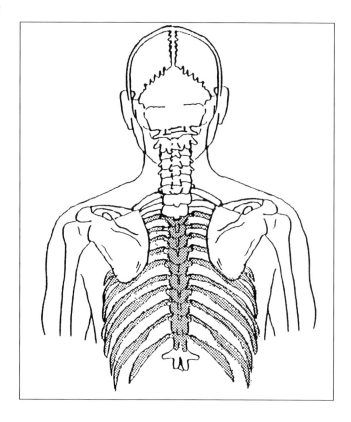

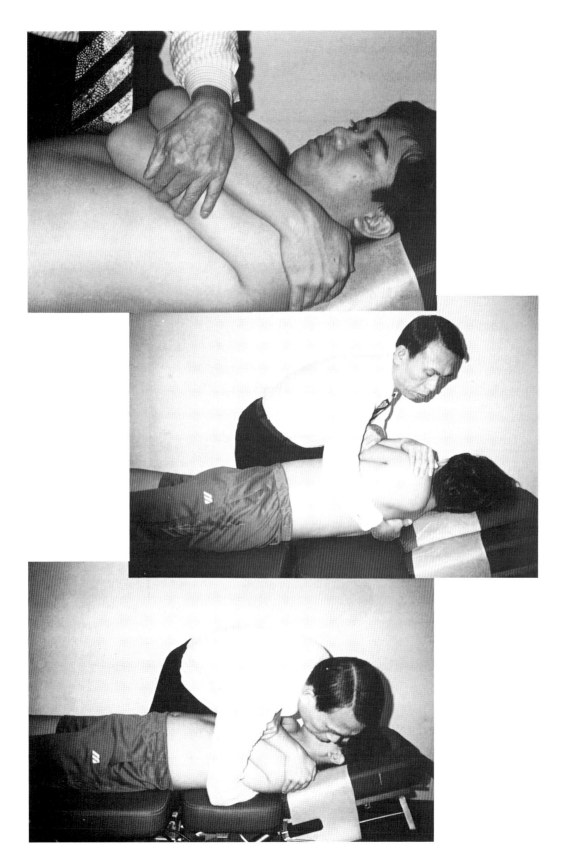

手法-67

胸椎矫正法（抱式铁板烧）

症状

胸椎与肋骨受限均可（T_3-T_{12}）。

患者的姿势与位置

患者仰卧，矫正床的头部往上调高，患者两手的手掌交叉抱于双肩上，右手肘在上，左手肘在下，两肘平行（手掌不能离开肩部）。

矫正者的姿势与位置

矫正者站于患者右侧腰部附近，脸朝向患者，右手腋窝压于患者右手肘处，右手掌从患者左侧伸到患者的背部，以半握拳的方式置于已定位的患部，棘突在拳的中央，左手掌贴扶于患者枕骨上。

矫正的顺序

❶两手配合抱起患者上半身（注意：矫正者右腋窝不能离开患者右手肘处）。

❷随即将患者身体缓慢下放回矫正床，当矫正者的右手掌的掌背平面接触到矫正床时，矫正者将自身的重量，由右腋窝压到患者右肘再下压到矫正者半握的拳上，力量垂直下压，就可完成矫正。

矫正前的注意事项

❶舒缓患部附近的软组织。

❷第一二胸椎的发力方向不是垂直的，而是向颈胸交接处的地方推压（近乎用撞的力道）。

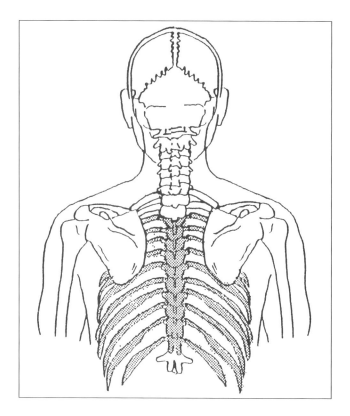

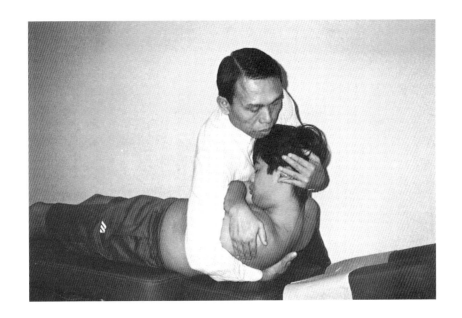

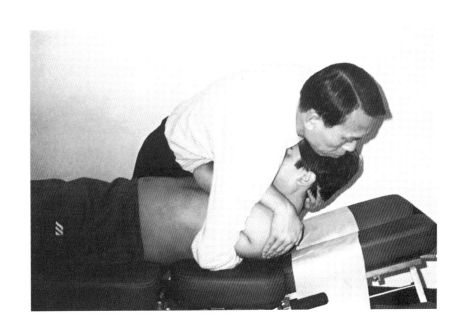

手法-68

跪姿胸椎矫正法

症状

中、下胸椎与肋骨受限均可。

患者的姿势与位置

患者跪坐于床上，姿势要正，两手手指交叉于颈后，全身放松。

矫正者的姿势与位置

矫正者蹲于患者背后（蹲姿），两膝在患部稍下方接触。矫正者两手从患者背部经患者两腋下穿过患者两肘的肘窝，握于患者双前臂靠近双手腕处。

矫正的顺序

矫正者的双膝微向前顶，同时两手抓着患者双臂往上抬，并配合矫正者的身体微向后倾的瞬间，在患者吐气将尽之时牵引发力，完成矫正。

矫正前的注意事项

舒缓患部附近的软组织。

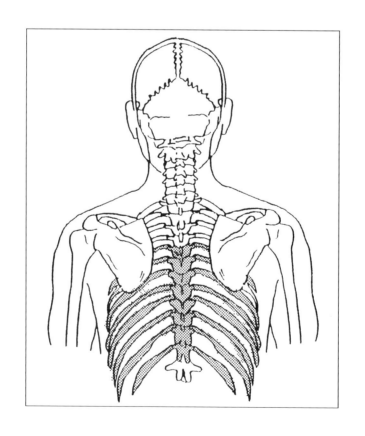

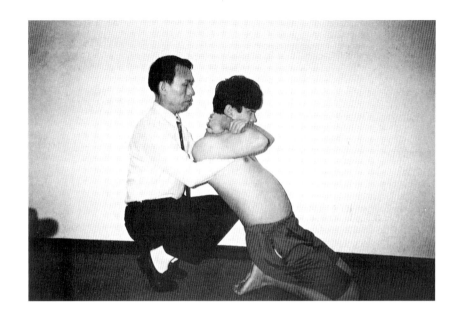

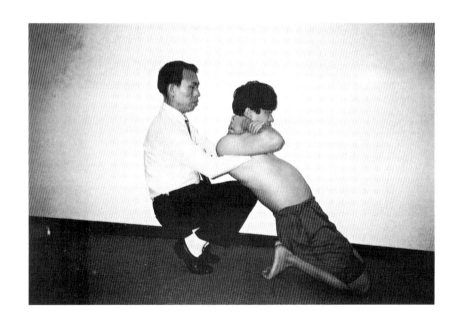

手法-69

背式胸椎矫正法

症状

低胸或腰椎受限。

患者的姿势与位置

患者的两脚，左右分开站立，两脚之间的距离，以患者的肩部与矫正者的背部同高为标准，患者两手掌托住患者的下巴，双肘并拢，有肩关节障碍的人不能做此手法。

矫正者的姿势与位置

矫正者背向患者背部，两手后伸，两手掌握住患者双肘。

矫正的顺序

矫正者弯腰将患者背部背起，便完成矫正。

矫正前的注意事项

舒缓患部附近的软组织。

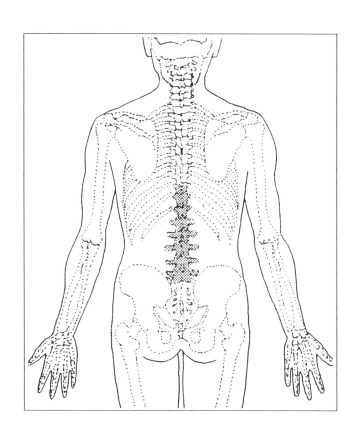

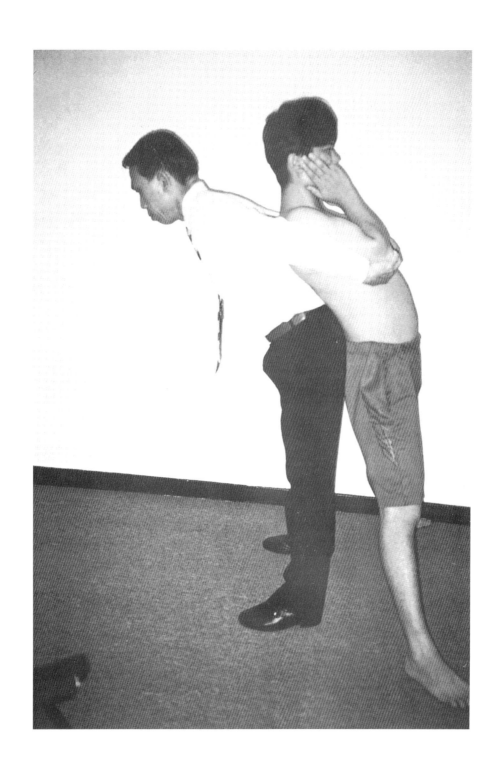

手法-70

椎体位置的判定

颈椎：以 C_2，C_4，C_7 为标准

胸椎：以 T_1，T_4，T_7，T_{12} 为标准

腰椎：以 L_2，L_3，L_5 为标准

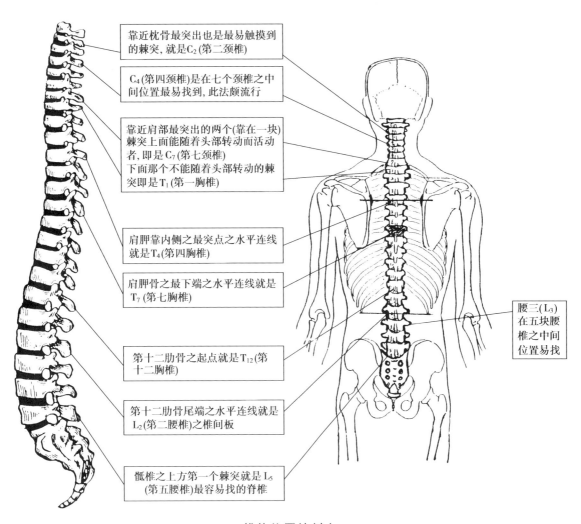

靠近枕骨最突出也是最易触摸到的棘突, 就是C_2(第二颈椎)

C_4(第四颈椎)是在七个颈椎之中间位置最易找到, 此法颇流行

靠近肩部最突出的两个(靠在一块)棘突上面能随着头部转动而活动者, 即是C_7(第七颈椎)
下面那个不能随着头部转动的棘突即是T_1(第一胸椎)

肩胛靠内侧之最突点之水平连线就是T_4(第四胸椎)

肩胛骨之最下端之水平连线就是T_7(第七胸椎)

第十二肋骨之起点就是T_{12}(第十二胸椎)

第十二肋骨尾端之水平连线就是L_2(第二腰椎)之椎间板

骶椎之上方第一个棘突就是L_5(第五腰椎)最容易找的脊椎

腰三(L_3)在五块腰椎之中间位置易找

椎体位置的判定

附注：若以左右髂骨的髂嵴（crest）画一水平连线，作为判定第四腰椎的椎间盘所在，是不妥当的说法；因为左右两侧的髂骨会上下移位，我们不能以会移动的东西做标准，所以不同意用左右髂骨的髂嵴连线做为判定第四腰椎椎间盘位置的说法。

第五章　腰椎

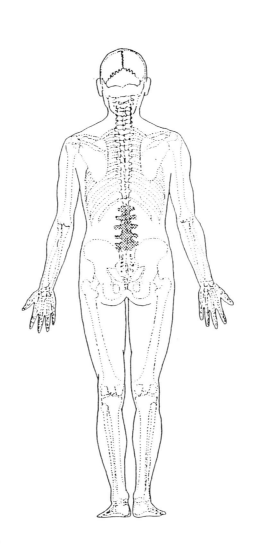

一、腰椎神经的分布及其病症

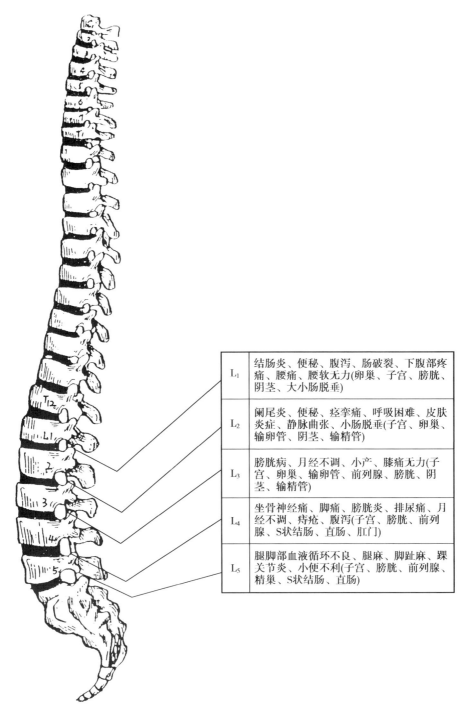

L₁	结肠炎、便秘、腹泻、肠破裂、下腹部疼痛、腰痛、腰软无力(卵巢、子宫、膀胱、阴茎、大小肠脱垂)
L₂	阑尾炎、便秘、痉挛痛、呼吸困难、皮肤炎症、静脉曲张、小肠脱垂(子宫、卵巢、输卵管、阴茎、输精管)
L₃	膀胱病、月经不调、小产、膝痛无力(子宫、卵巢、输卵管、前列腺、膀胱、阴茎、输精管)
L₄	坐骨神经痛、脚痛、膀胱炎、排尿痛、月经不调、痔疮、腹泻(子宫、膀胱、前列腺、S状结肠、直肠、肛门)
L₅	腿脚部血液循环不良、腿麻、脚趾麻、踝关节炎、小便不利(子宫、膀胱、前列腺、精巢、S状结肠、直肠)

腰椎神经的分布及其病症

二、腰椎神经异常与皮神经节的关系及病症

(一) 第一腰椎神经（L₁）的异常

主管：输尿管、股四头肌、大腿前侧肌肉。

1. 病症—便秘、结肠炎、痢疾、腹泻、疝气、腰软无力、皮肤病患、性欲减退、阳痿、排尿困难、打哈欠、输尿管病变。

2. 痛征—

   ❶皮神经节反射痛区

   　　L_1 的椎间盘疾病少见，所以神经根受压迫的情况极少，其反射痛区相当痛。

   ❷局部痛

   　　在 L_1 的两侧有压痛点。

   ❸局部反射痛

   　　下腹部痛、腰痛、鼠蹊部到膝部有麻痛感觉。

3. 运动受限—

   　　腰部弯曲困难，站立时患腿向上提高（膝部弯曲）较困难。

4. 检查方法—患者俯卧，检查患者的 T_{10}-L_3 区中的两侧肌肉有拉紧、僵硬或触痛之感，受限关节则在 L_1 处。

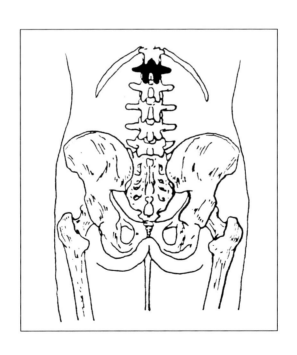

（二） 第一腰椎神经软组织的舒缓区与反射痛区

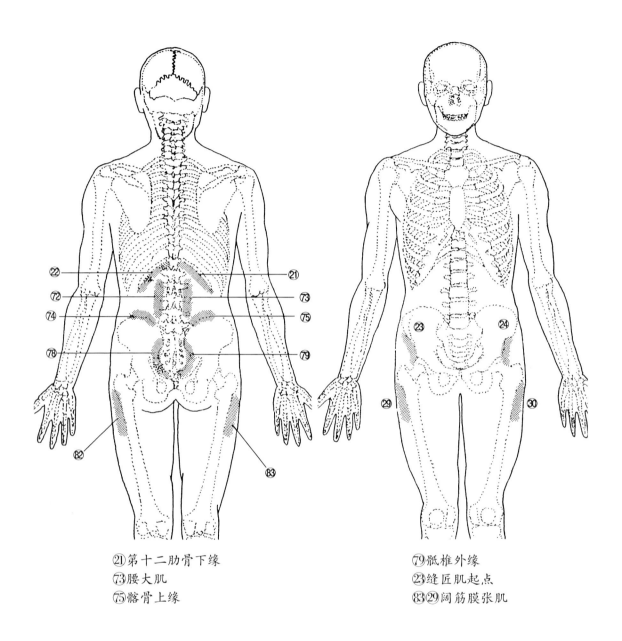

㉑第十二肋骨下缘　　　　　　　㊲骶椎外缘
㊳腰大肌　　　　　　　　　　　㉓缝匠肌起点
㊵髂骨上缘　　　　　　　　　　㊳㉙阔筋膜张肌

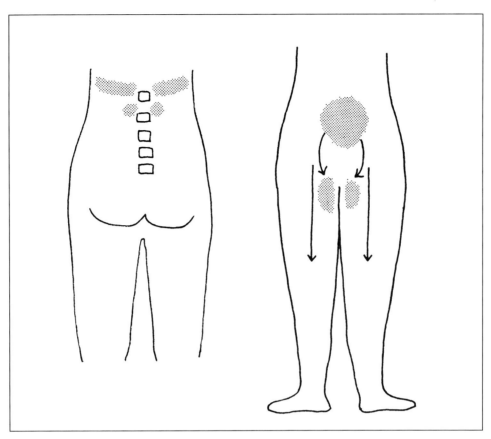

局部痛和局部反射痛

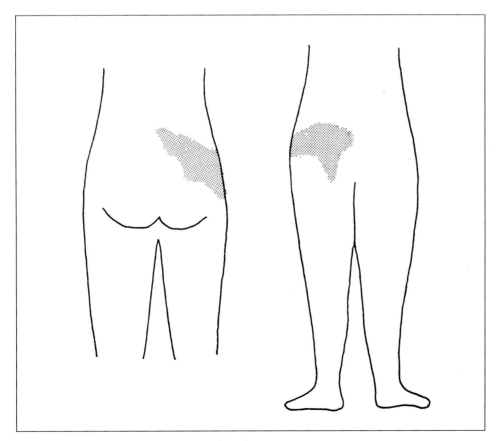

皮神经节反射痛区

（三）第一腰椎的矫正手法

第一腰椎矫正法（1）

症状

腰椎 L_1-L_3 左、右侧受限均可，图为腰椎 L_1 左侧受限。

患者的姿势与位置

患者俯卧，全身放松，腰胸部位采用有弹压设备的装置。

矫正者的姿势与位置

矫正者站于患者左侧（患侧）的腰部附近，脸朝向患者，两脚分开成八字形站立。

❶矫正者的右手豆状骨缓慢推开患部附近的软组织后，贴压于患椎横突上，手肘弯曲。

❷左手小鱼际压于腕部靠近大鱼际根部的地方，拇指与食指握紧右手前臂，手肘弯曲。

矫正的顺序

矫正者弯腰将自身的胸骨柄与双肘移到患者被矫正部位的上方垂直线上。

❶患者吐气，在吐气将尽时。

❷矫正者同时将自身的重量经双肘传到右手豆状骨上，双肘瞬间伸直发出弹力矫正，发力的方向是由后向前。

矫正前的注意事项

❶舒缓患部附近的软组织。

❷发力弹压后之瞬间，右手豆状骨应立即离开患处，以免反弹的作用使患者不舒服。

❸右侧受限，矫正者站于患者右侧；左侧受限矫正者站于患者左侧。

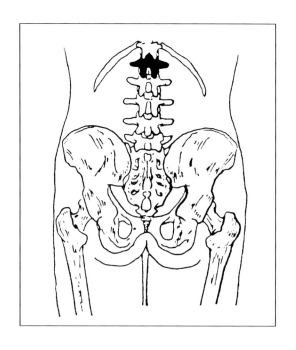

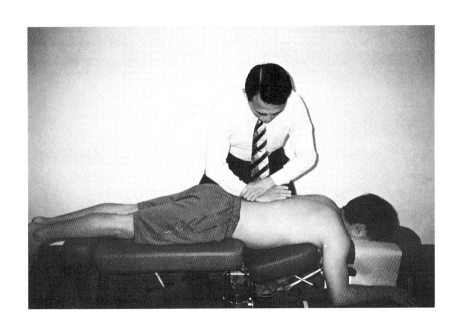

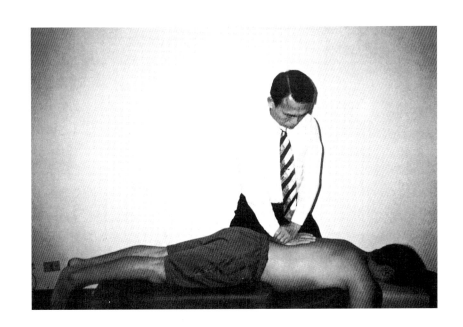

手法-71

第一腰椎矫正法（2）

症状

胸椎 T_{10}-T_{12} 及全部腰椎均适用。图是腰椎第一椎左侧受限。

患者的姿势与位置

患者在矫正床的头部方位跨坐，脸朝向矫正床的脚部。颈部到背部保持姿势正直，用两膝把矫正床两侧夹住固定。右手掌置于左肩上、左手从右侧腋斜下伸出，让矫正者握住。

矫正者的姿势与位置

矫正者站在患者的后方，脸朝向患者背部，以前弓后箭的姿势站立（患侧在右，右脚前弓，患侧在左，左脚前弓），高度的调整，以腰杆挺直为原则（可用膝盖调整）。

❶右手手掌握住患者左手手腕。

❷左手的豆状骨，推开患部附近的软组织后，贴压在腰椎第一椎左侧（患椎）横突上，手指头向外，手腕与肘伸直，且与肩同高。

矫正的顺序

❶矫正者的右手拉住患者的左手，往患者的背后方向拉。

❷左手豆状骨则将患椎的横突往患者的左前方推，两手相对用力，带动患者的身体旋转，在转到极限的同时，瞬间发力，完成矫正，发力的方向是由后向前。

矫正前的注意事项

舒缓患部附近的软组织。

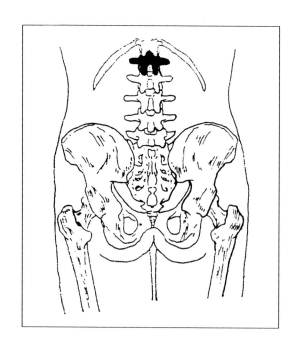

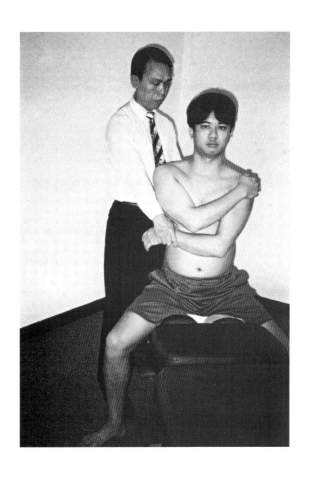

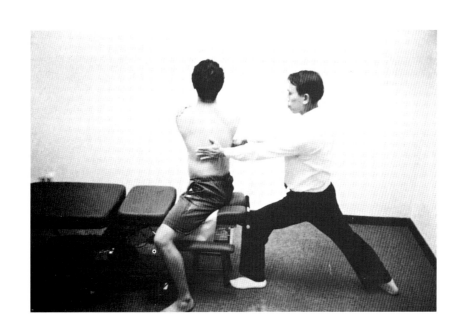

手法-72

(四) 第二腰椎神经（L$_2$）的异常

主管：卵巢、输卵管、输精管、大腿前侧。

1. 病症—阑尾炎、便秘、静脉曲张、呼吸困难、生理障碍、膀胱疾患、子宫出血、不孕症、夜尿症、尿频，卵巢、输卵管、输精管疾患。

   ☆L$_1$-L$_2$ 神经异常，则有结肠右曲部分的病症。

2. 痛征—

   ❶皮神经节反射痛区

   　　a. L$_2$ 的移位比 L$_1$ 较多，但在临床上的病例仍不常见。

   　　b. L$_2$ 反射区相当痛。

   ❷局部痛

   　　在 L$_2$ 的两侧有压痛点。

   ❸局部反射痛

   　　a. 鼠蹊部至膝部有麻痛的感觉。

   　　b. 大腿的外侧面和正前面也有疼痛。

   　　c. 腰痛或股痛。

3. 运动受限—

   ❶腰肌明显无力。

   ❷L$_2$ 脊椎动作受限。

   ❸患腿在走路时大腿内侧的肌肉活动困难。

4. 检查方法—

   ❶患者俯卧，矫正者在患者的 T$_{11}$-L$_4$ 区中的两侧肌肉寻找有无拉紧、僵硬或触痛感之处，关节受限则在 L$_2$ 之处。

   ❷患者仰卧在髋部做屈曲动作。矫正者施以阻抗。若患者无力对抗，则 L$_2$ 神经根有问题。也可用此法则来测 L$_3$ 神经根的问题。

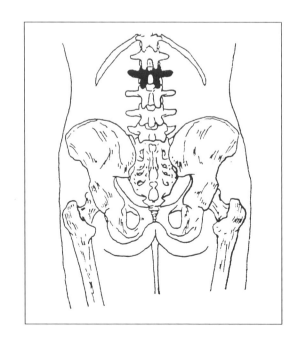

（五）第二腰椎神经软组织的舒缓区与反射痛区

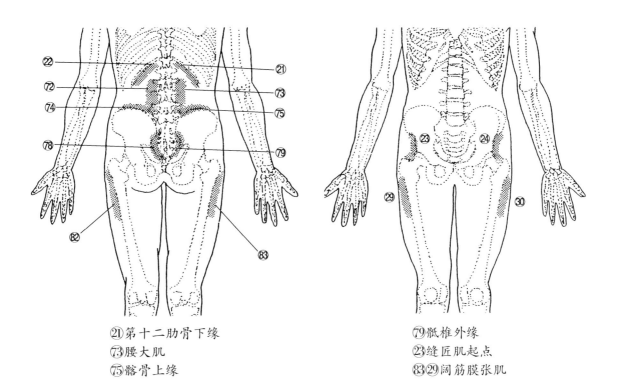

㉑第十二肋骨下缘　　　　　　　⑲骶椎外缘
㊼腰大肌　　　　　　　　　　　㉓缝匠肌起点
㊀髂骨上缘　　　　　　　　　　㉚㉙阔筋膜张肌

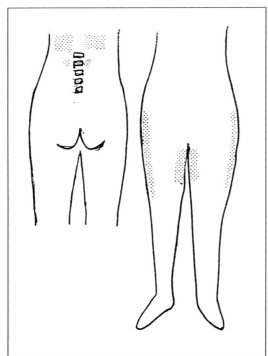

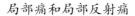

局部痛和局部反射痛

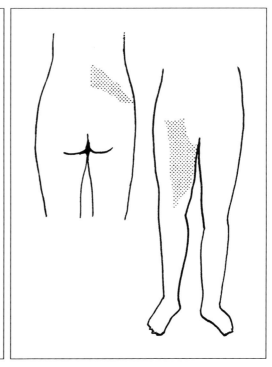

皮神经节反射痛区

（六）第二腰椎的矫正手法

第二腰椎矫正法（1）

症状

胸椎 T_{10}-T_{12} 及全部腰椎均适用，图是腰椎第二椎左后侧受限（LPL_2）。

患者的姿势与位置

患者在矫正床的头部方位跨坐，脸朝向矫正床的脚部方向。颈部到背部姿势保持正直，用两膝把矫正床两侧夹住固定；右手掌置于左肩上、左手掌置于右肩上，两手交叉置于胸前，左手肘在上面。

矫正者的姿势与位置

矫正者站在患者的背后，脸朝向患者背部，两脚分开站立，高度的调整以不弯腰为原则（用两膝调整高度）。

❶右手从患者右肩上方经患者胸前抓住患者左上手臂。

❷左手豆状骨，推开患部附近的软组织后，贴压在左侧第二腰椎横突上，手指头向外，手肘弯曲，肘部顶在矫正者大腿上（或腰腹之间）。

矫正的顺序

❶矫正者的右手抓住患者的左上臂，往患者的右后方旋转。

❷同时矫正者的左手相对应的用豆状骨将患椎横突往前推，并配合矫正者腰及大腿的力量前推，当推到极限时，瞬间发力，完成矫正，发力的方向是由后向前。

矫正前的注意事项

舒缓患部附近的软组织。

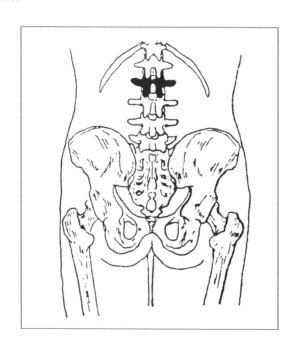

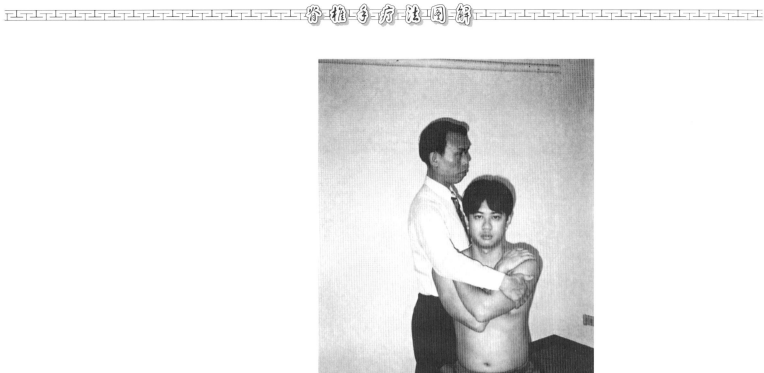

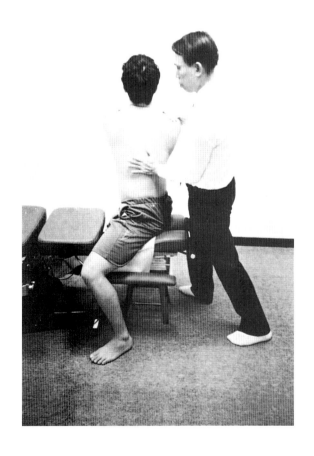

手法-73

第二腰椎矫正法（2）

症状

胸椎 T_{10}-T_{12} 及全部腰椎均适用，图为腰椎第二椎左侧受限。

患者的姿势与位置

患者在矫正床的头部方位跨坐，脸朝向矫正床的脚部方向。颈部到背部保持姿势正直，用两膝把矫正床两侧夹住固定（用椅子代替也可以）。两手手指交叉握于颈部后方（需握紧太松容易脱掉），两手肘向前并向中央靠。

矫正者的姿势与位置

矫正者站在患者的背后，脸朝向患者背部，两脚分开站立，高度的调整以不弯腰为原则（用两膝调整高度）。

❶右手从患者右腋下经患者胸前握于患者左上臂。

❷左手豆状骨推开患部附近的软组织后，贴压在左侧第二腰椎横突上，手指朝外，手肘弯曲，肘部顶在矫正者的大腿上（或腰腹之间）。

矫正的顺序

❶矫正者的右手，将患者左臂往患者右侧后的方向拉。

❷同时左手相对应的用豆状骨将患椎横突往前推，并配合矫正者腰大腿的力量前推，当推到极限时，瞬间发力，完成矫正，发力的方向是由后向前。

矫正前的注意事项

舒缓患部附近的软组织。

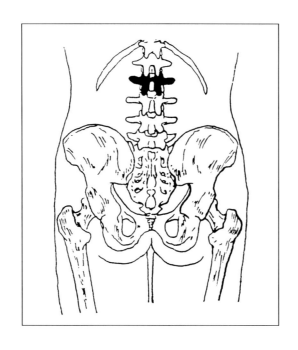

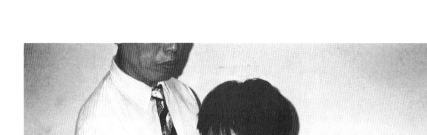

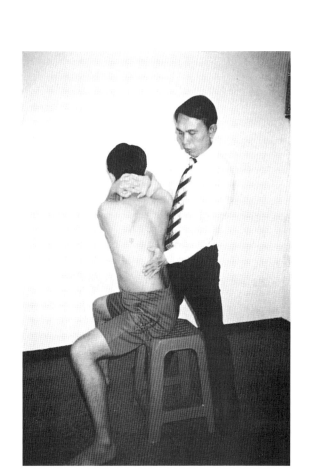

手法-74

（七）第三腰椎神经（L₃）的异常

主管：子宫、膀胱、大腿外侧、小腿内侧。

1. 病症—膀胱疾患、月经不调、小产、膝痛、生理痛、腰部及脚部发冷、膝无力、记忆力减退、子宫疾患。

2. 痛征—

   ❶皮神经节反射区痛

   　a. L₃的椎间板引起的病变较多，但比L₄少。

   　b. 皮神经节反射区，偶因某一动作引起剧痛。

   ❷局部痛：常有L₃的关节两侧的触痛并有绷紧的肌肉。

   ❸局部反射痛

   　a. 俯卧屈膝即反射痛。

   　b. 伸腿抬高时，膝部的正前区会疼痛。

   　c. 膝部到足部有麻痛。

   　d. 自大腿到小腿内侧也会反射痛。

3. 运动受限—

   ❶四头肌无力，膝伸直动作困难。

   ❷腰肌无力，髋骨屈回动作困难。

   ❸L₃脊椎动作受限。

4. 检查方法—

   ❶膝反射迟滞或完全无反应。

   ❷背屈动作会使大腿疼痛。

   ❸慢性病痛，在T₁₂-L₅之间可找到紧张、僵硬的肌肉。

   ❹急性病痛，在L₃两侧附近可找到明显的压痛点。

   ❺患者仰卧，矫正者一手抬高膝的下部，一手用测试锤，轻敲膝的前下部。若无反应，则L₃有问题。

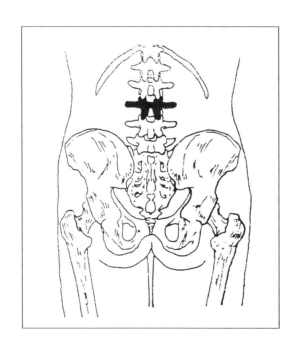

（八）第三腰椎神经软组织的舒缓区与反射痛区

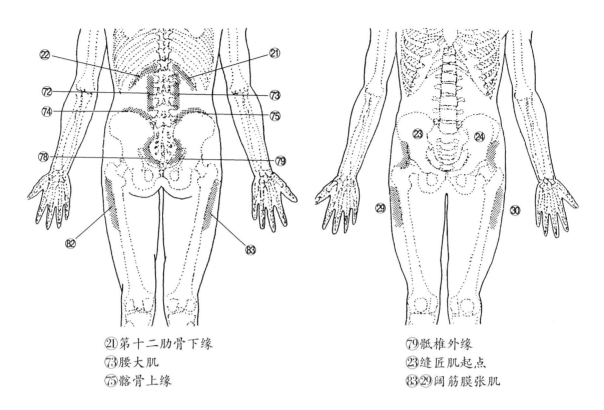

21第十二肋骨下缘
73腰大肌
75髂骨上缘

79骶椎外缘
23缝匠肌起点
8329阔筋膜张肌

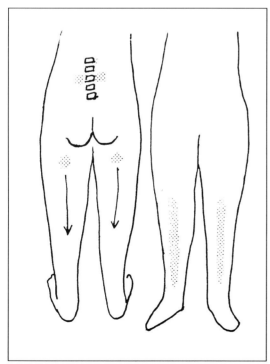

局部痛和局部反射痛

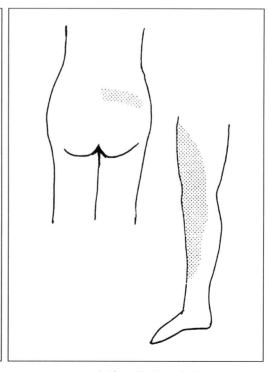

皮神经节反射痛区

（九）第三腰椎的矫正手法

第三腰椎矫正法（1）

症状

腰椎深层肌肉舒缓法，如图为左侧第三腰椎受限（含骨质疏松或年纪较大的人，无法用直接开椎矫正的患者均适用）。

患者的姿势与位置

患者侧躺于矫正床上，矫正床的头部调高，左侧（患侧）在上。

❶右手掌置于左肩部，左手肘弯曲，置于左胸腰部。

❷右腿微弯平置于矫正床上，左腿弯曲，左脚背钩住右腿膝窝处，全身放松。

矫正者的姿势与位置

矫正者站于矫正床右侧，患者的骨盆附近，脸朝向患者。

❶矫正者左手掌压在患者左肩部的右手背上，右手中指(或食指)指腹钩住患者第三腰椎棘突右侧。

❷右腿弯曲，膝盖压在患者左膝窝处，左腿支撑身体稳定重心。

矫正的顺序

矫正者的左手推压患者左肩至组织拉紧后，仅做稳定及固定之用。

❶右手中指钩住患者第三腰椎棘突往矫正者身体的方向牵引。

❷同时矫正者的右膝将患者的左膝窝往矫正床与地上的方向牵引，牵引到极限后停住，并稳定之，持续30~60秒。放松后可再重复牵引。

矫正前的注意事项

患者如感到呼吸困难时，矫正者应将左手暂时放松待患者缓口气后，再继续牵引。

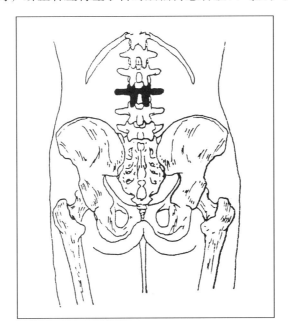

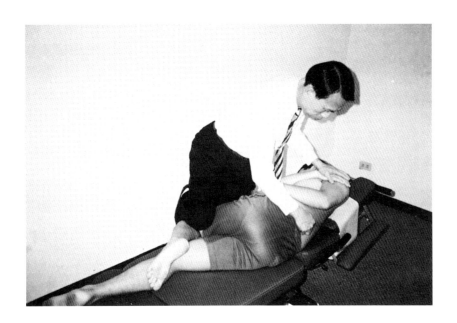

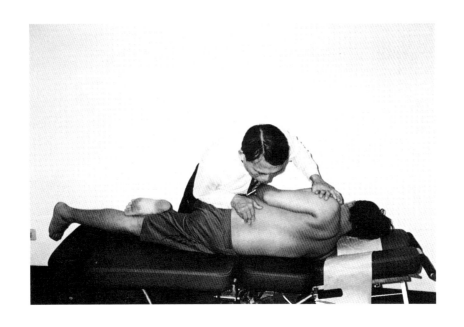

手法-75

第三腰椎矫正法（2）

症状

第三腰椎右后侧受限 RPL$_3$。

患者的姿势与位置

患者俯卧，脸部朝下，全身放松。

矫正者的姿势与位置

矫正者站于患者左侧（健侧）骨盆附近，脸朝向患者，两脚分开成八字形站立。

❶左手豆状骨将患部附近的软组织缓慢推开后，贴压于第三腰椎右侧横突上，手指头朝向外侧，手肘伸直。

❷右手将患者右前上髂嵴以手指并排贴紧轻轻往上提（不能用手指头的力量往上提，否则患者会不舒服。）

矫正的顺序

矫正者将身体向后挺直的时候，右手往上提拉患者的骨盆，并将力道经由矫正者的身体旋转转移到左手豆状骨上，运用这种旋转的力量将第三腰椎横突椎压到极限的同时，配合患者吐气将尽之际，瞬间发力，完成矫正。发力的方向是由后向前。

矫正前的注意事项

舒缓患部附近的软组织。

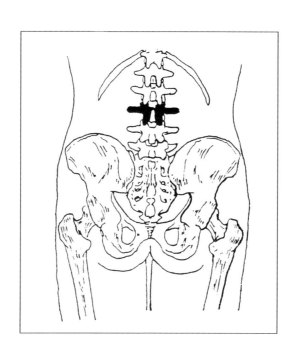

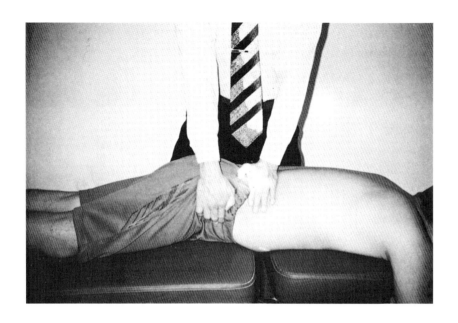

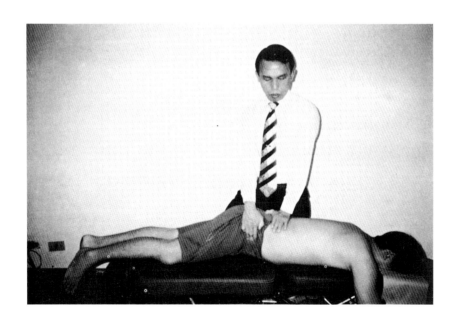

手法-76

第三腰椎矫正法（3）

症状

腰椎第三椎右后侧受限（RPL$_3$）。

患者的姿势与位置

患者俯卧，脸部朝下，并将矫正床的头部调低。

矫正者的姿势与位置

矫正者以前弓后箭的姿势站在患者左侧（健侧）骨盆附近，脸朝向矫正床的头部方向。

❶左手豆状骨缓慢推开患部附近的软组织后，贴压在第三腰椎的右侧横突上，手指头朝向外侧，手肘微弯。

❷右手掌握在患者右腿膝盖的上方，手肘伸直，并稍做内转方向的动作。

矫正的顺序

矫正者抬起患者右大腿向矫正者的方向稍微旋转，将患者右大腿的重量，经由矫正者的右手转到矫正者的身体后，再转到矫正者左手豆状骨上，下压于患者第三腰椎右侧横突，并配合患者的呼吸，在吐气将尽之际，瞬间发力，完成矫正，发力的方向是由后向前。

矫正前的注意事项

舒缓患部附近的软组织。

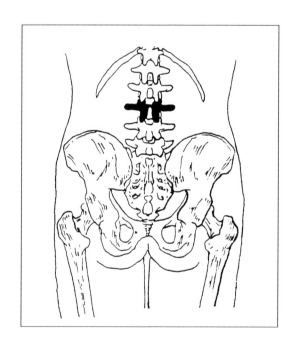

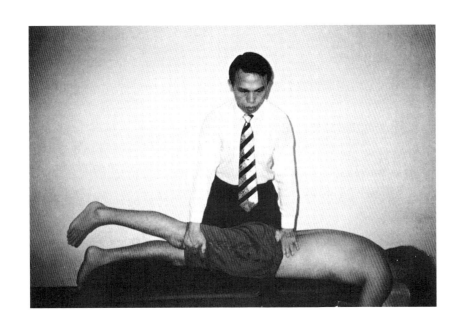

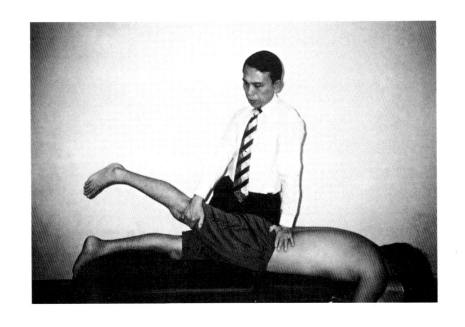

手法-77

（十）第四腰椎神经（L₄）的异常

主管：下腰、膝、小腿外侧、坐骨神经。

1. 病症—尿频、排尿困难、肠炎、膀胱炎、月经不调、痔疮、大腿萎缩，前列腺、阴茎、输精管病变。

2. 痛征—

   ❶皮神经节反射区痛

   a. 坐骨神经痛：自大腿外侧，经踝的上端，延伸到大蹈趾，会有麻痛感。

   b. 若 L_4 椎间板自后纵韧带内侧突出，会压到 L_5 神经根，同时会影响到 L_4 和 L_5 两条神经，甚至可以影响到单独的 S_2 神经和单独的 S_4 神经。

   ❷局部痛：常有 L_4 的关节两侧的触痛，并有绷紧的肌肉。

   ❸局部反射痛

   a. 腰痛、膝腘窝痛。

   b. 排尿痛、生理痛。

   c. 骶椎上方的肌肉肿胀及剧痛。

3. 运动受限—

   ❶因胫前肌无力，足的背面屈动作受阻。

   ❷因蹈趾伸肌无力，蹈趾的背屈动作受阻。

   ❸患腿外伸困难。

4. 检查方法—

   ❶患者仰卧，伸腿抬高因疼痛受限。

   ❷反射力无影响。

   ❸慢性病痛：在 L_1-L_5 之间会找到紧张僵硬的肌肉。

   ❹急性病痛：在 L_4 两侧附近会找到明显的压痛点。

   ❺患者的脚掌在矫正者的阻力下做背屈动作，无力则表示 L_4 神经根异常。

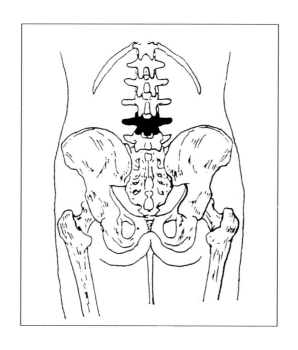

（十一）第四腰椎神经软组织的舒缓区与反射痛区

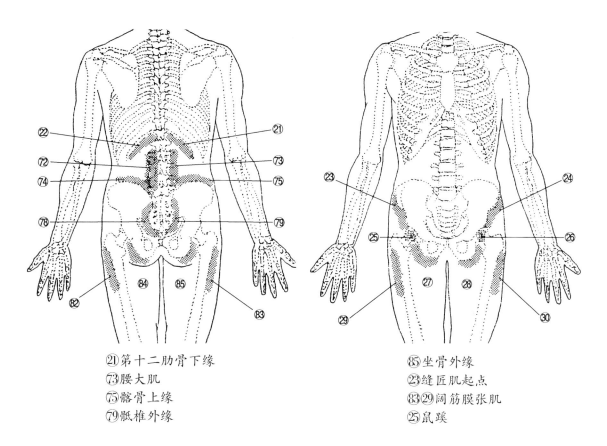

㉑第十二肋骨下缘
⑬腰大肌
⑮髂骨上缘
⑲骶椎外缘

㊺坐骨外缘
㉓缝匠肌起点
⑧㉙阔筋膜张肌
㉕鼠蹊

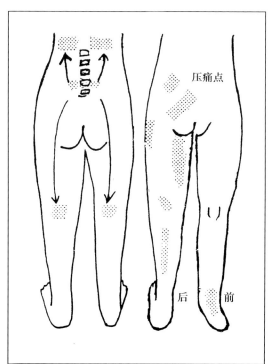

局部痛和局部反射痛

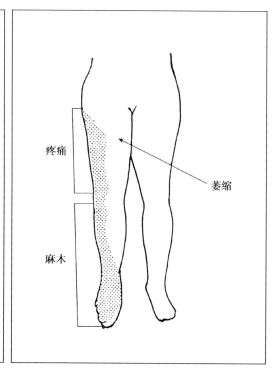

皮神经节反射痛区

（十二）第四腰椎的矫正手法

第四腰椎矫正法（1）

症状

胸椎 T_{10}-T_{12} 及全部腰椎均适用。图为腰椎第四椎左后侧受限（LPL_4）。

患者的姿势与位置

患者侧卧，左侧（患侧）在上，矫正床的头部抬高；右手掌置于左肩关节处，左手肘弯曲，放在左腰部；右脚微弯平贴在矫正床上，左脚弯曲，左脚脚背钩在右腿膝窝处，全身放松。

矫正者的姿势与位置

矫正者以左腿前弓，右腿后箭的姿势，站于患者右侧腰部附近。

❶矫正者右手掌的中指，先定位在第四腰椎棘突处，右大腿贴在患者左小腿靠近膝部的地方，缓慢将患者小腿往患者头部方向移动，当矫正者中手指的末端，感受到骨头动的感觉时，即停止移动患者的小腿（由下往上锁定）。

❷左手拉住患者的右手臂，往患者的右侧上方拉，当拉到矫正者右手中手指感觉到骨头动的时候即停止（由上往下锁定）。

❸矫正者右手的豆状骨推开患部附近的软组织后，贴在腰椎第四椎（患椎）左侧横突上，手肘尽量收回靠近矫正者的身体。

❹矫正者左手手掌贴压在患者左肩上。

矫正的顺序

❶矫正者的左手稳定住患者的左肩。

❷右手将患者的患部往矫正床的方向下压的同时（超越患者背部与床的垂直线角度）。

❸矫正者将自身的重量在弯背沉腰的齐一动作下，下压于右手豆状骨上，瞬间发力，完成矫正，发力的方向是由后向前。

矫正前的注意事项

舒缓患部附近的软组织。

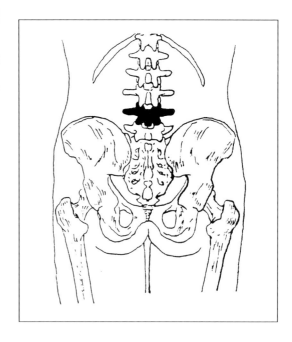

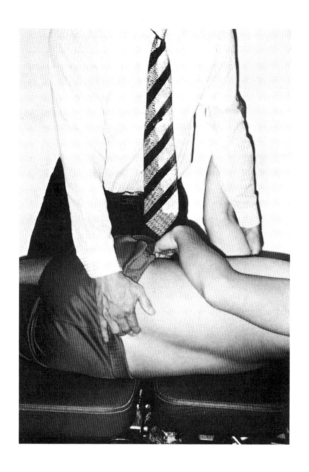

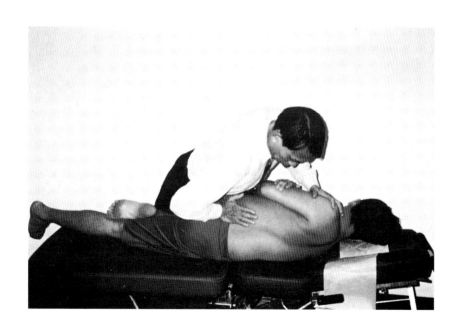

手法-78

第四腰椎矫正法（2）

症状

腰椎 L_4-L_5 左、右侧受限均可，图为腰椎 L_4-L_5 左侧受限。

患者的姿势与位置

患者俯卧，全身放松，腰胸部位采用有弹压设备的装置。

矫正者的姿势与位置

矫正者站于患者左侧（患侧）的腰部附近，脸朝向患者，两脚分开成八字形站立。

❶矫正者的左手豆状骨缓慢推开患部附近的软组织后，贴压于患椎横突上，手肘弯曲。

❷右手小鱼际压于左腕部靠近大鱼际根部的地方，拇指与食指握紧左手前臂，手肘弯曲。

矫正的顺序

矫正者弯腰将自身的胸骨柄与双肘移到患者被矫正部位的上方垂直线上。

❶患者吐气，在吐气将尽时。

❷矫正者将自身的重量，经双肘传到左手豆状骨上，双肘瞬间伸直，发出弹力矫正，发力的方向是由后向前。

矫正前的注意事项

❶舒缓患部附近的软组织。

❷发力弹压后的瞬间，左手豆状骨应立即离开患处，以免反弹的作用，使患者不舒服。

❸右侧受限，矫正者站于患者右侧；左侧受限，矫正者站于患者左侧。

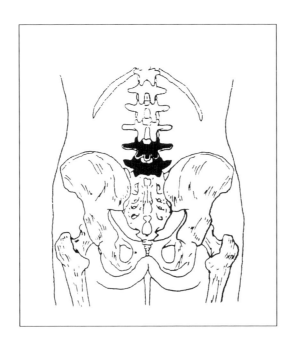

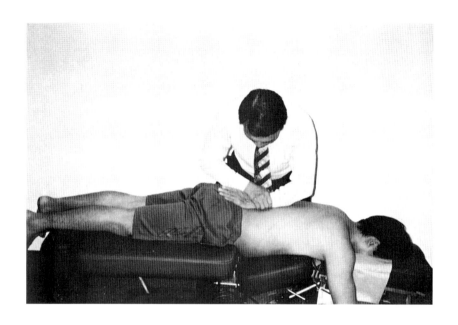

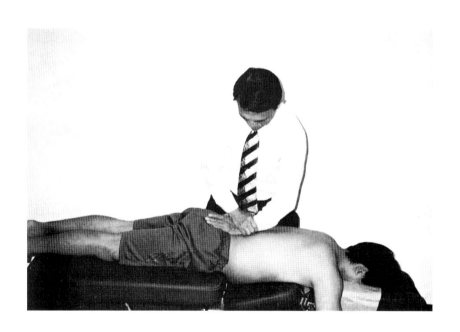

手法-79

（十三）第五腰椎神经（L$_5$）的异常

主管：膀胱、子宫、直肠及足部。

1. 病症—腿脚血液循环不良、腿麻、踝关节炎、小便不利、尿毒症、蛋白尿、易流泪、易流汗、脚癣、臀肌萎缩、脚趾麻木，直肠、子宫病变。

2. 痛征—

    ❶皮神经节反射区痛

        a. 坐骨神经痛：自大腿外侧到踝部，经踝的背部到内侧大蹈趾。

        b. L$_5$椎间板突出，可压迫到下列几条神经根，或可能产生复（多）根病变。

        ①压到 L$_5$ 神经根或同时影响 L$_5$ 和 S$_1$。

        ②压到 S$_1$ 神经根或同时影响 S$_1$ 和 S$_2$。

        ③压到 S$_2$ 神经根。

        ④压到 S$_3$ 神经根。

        ⑤压到 S$_4$ 神经根。

        所以 L$_5$ 椎间盘产生的病变最复杂，突出的机会也最多，有时脚背上也会有麻痛出现。

    ❷局部痛：在 L$_5$ 的关节两侧的触痛最为剧烈。

    ❸局部反射痛

        a. 臀痛、小腿肚痛、踝关节痛或酸麻。

        b. 自腿外侧，沿到脚内侧的三个足趾有麻痛感。

        c. 身体前倾时会加重疼痛。

3. 运动受限—

    ❶腓骨肌无力，脚外翻动作困难。

    ❷臀中肌无力，大腿外展动作困难。

    ❸大蹈趾伸肌无力，蹈趾背屈动作困难。

4. 检查方法—

    ❶患者仰卧，伸腿抬高因疼痛受限（阳性反应）。

    ❷足踝反应迟钝或消失。

    ❸慢性疼痛：在 L$_3$ 到骶椎的上半部的肌肉，有呈紧张触痛的情形。

    ❹急性病痛：在 L$_3$ 到骶椎的上半部的肌肉呈现明显的压痛区。

    ❺患者俯卧或膝部立于椅上，用测试锤敲打足跟的上部，若无反应，则 L$_5$ 有问题。

（十四）第五腰椎神经软组织的舒缓区与反射痛区

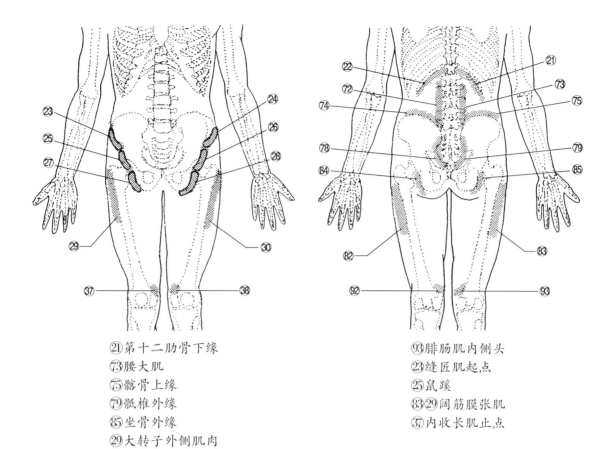

㉑第十二肋骨下缘

⑦腰大肌

⑦髂骨上缘

⑦骶椎外缘

⑧坐骨外缘

㉙大转子外侧肌肉

㉝腓肠肌内侧头

㉓缝匠肌起点

㉕鼠蹊

⑧㉙阔筋膜张肌

㉝内收长肌止点

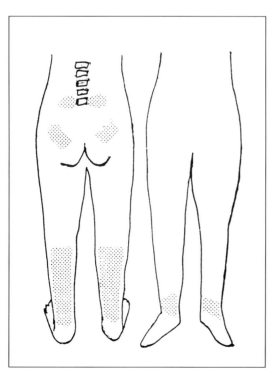

局部痛和局部反射痛

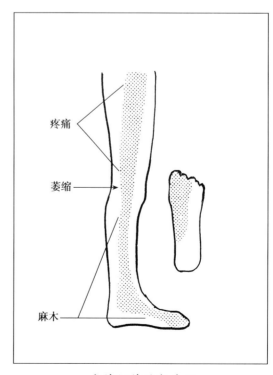

疼痛

萎缩

麻木

皮神经节反射痛区

(十五) 第五腰椎的矫正手法

第五腰椎矫正法 (1)

症状

第五腰椎右侧受限 (RPL_5)。

患者的姿势与位置

患者侧卧，左侧（健侧）在上，矫正床的头部调高，右手掌置于左肩关节处：左手肘弯曲，放在左腰部；右脚微弯，平置在矫正者的床上，左脚弯曲，左脚脚背钩在右腿膝窝处，全身放松。

矫正者的姿势与位置

矫正者以左腿前弓，右腿后箭的姿势，站于患者右侧附近。

❶矫正者右手掌的中指，先定位在第五腰椎棘突处，右大腿贴在患者左小腿靠近膝部的地方，缓慢将患者小腿往患者头部方向移动，当矫正者中手指末端，感受到骨头动的感觉时，即停止移动患者的小腿（由下往上锁定）。

❷左手拉住患者的右手臂，往患者的右侧上方拉，当拉到矫正者右手中手指骨头动的时候即停止（由上往下锁定）。

❸矫正者右手的豆状骨，推开患部附近的软组织后，越过棘突，贴压在第五腰椎的右侧（患侧）横突上，手肘尽量收回靠近矫正者的身体。

❹矫正者左手手掌，贴压在患者左肩的右手背上。

矫正的顺序

❶矫正者的左手稳定住患者的左肩。

❷右手将患者的第五腰椎右侧横突，往矫正床的方向下压的同时（必需超越患者背部与床面的垂直线角度）。

❸矫正者将自身的重量，在弯背沉腰的统一动作下，下压于右手豆状骨上，瞬间发力，完成矫正。发力的方向是由后向前。

矫正前的注意事项

舒缓患部附近的软组织。

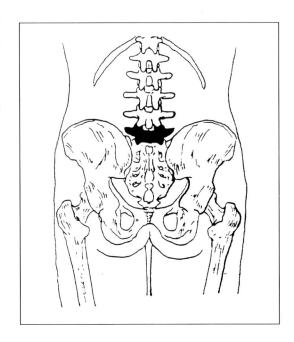

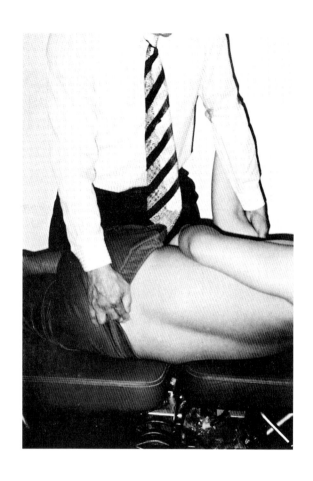

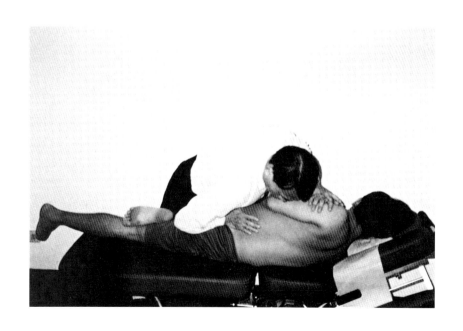

手法-80

第五腰椎矫正法（2）

症状

左侧腰椎向左前方连续多椎旋转调整法（LA）。

患者的姿势与位置

患者脸朝向矫正床的右侧方侧卧，矫正床的头部调高。

❶右手在下，自然放松平置于矫正床的右侧，左手自然下垂于患者左侧后腰部。

❷右脚在下往前方伸直，左脚在上往后伸直。

矫正者的姿势与位置

矫正者站于患者右侧腰腹之间，脸朝向患者，两脚分开成八字形站立。

❶右手掌按压在患者左侧前上髂嵴处，手肘伸直。

❷左手掌按压在患者左肩靠近背部的地方固定住。

矫正的顺序

矫正者右手将患者的左前上髂嵴由患者前方往患者背后方向推压，时间持续 30～60 秒，可连续推压几次。

矫正前的注意事项

舒缓患部附近的软组织。

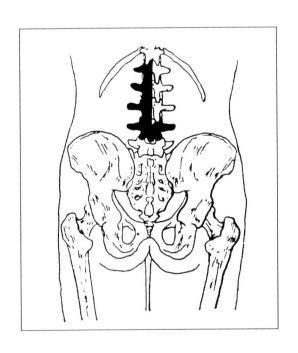

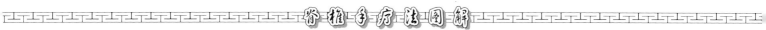
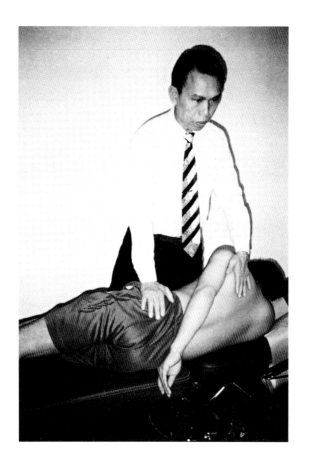

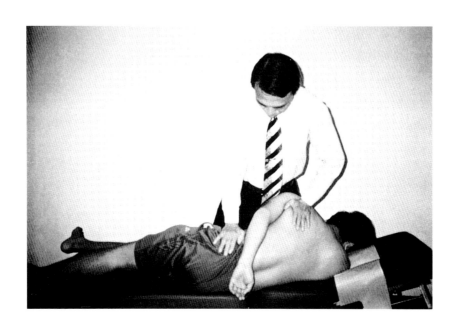

手法-81

第五腰椎矫正法（3）

症状

腰椎左侧连续后旋的改善法（LP）。

患者的姿势与位置

患者侧卧，脸朝向矫正床的右侧方，矫正床的头部调高。
❶右手放在左肩上，左手放在患者左侧腰腹之间，手肘自然弯曲。
❷两脚弯曲，患者的骨盆移到矫正床的右侧边缘。

矫正者的姿势与位置

矫正者站于矫正床的右侧，脸朝向矫正床的脚部方向。
❶矫正者右手将患者两脚抬起，手掌置于患者右脚外侧脚踝处。
❷左手压于患者左肩处，将患者左肩推开（牵引）固定且稳定住。
❸左膝压住患者左腿外侧靠近膝窝处，右脚支撑住全身重量。

矫正的顺序

矫正者左膝下压。
❶同时右手将患者两小腿往上抬。
❷左手将患者的左肩往外推，时间持续约30～60秒。
❸嘱患者两膝往上顶，用固定的力道持续均抗即可。

矫正前的注意事项

❶舒缓患部附近的软组织。
❷如患者感到呼吸困难时，稍微放松左手的压力，以缓和患者的呼吸困难。

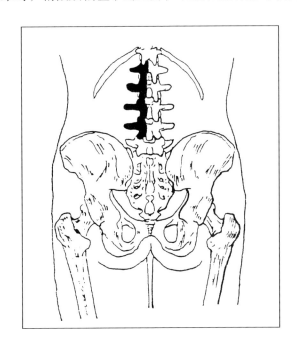

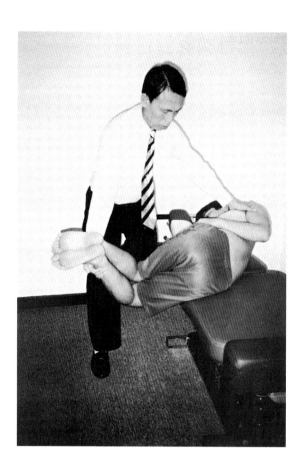

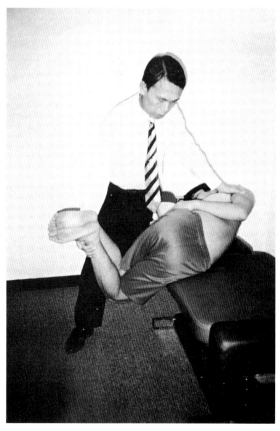

手法-82

腰椎与骶椎的关节活动

症状

增加腰椎与骶椎的关节活动。腰椎前屈角度过大及腰椎滑脱均适用。

患者的姿势与位置

患者俯卧，全身放松，腰骶关节的下方（即下腹部），放置一圆形的枕垫；如滑脱者，则枕垫应置于滑脱椎体的腹部前方位置。

矫正者的姿势与位置

矫正者脸朝向患者，两脚分开成八字形站于患者腰部附近，如图矫正者站于患者左边。

❶矫正者左手掌根置于患者骶椎的上方（即腰骶关节处），手指头朝向患者脚部的方向，腕及前臂位在患者脊柱的中心线上。

❷右手握在左手的肘关节上方；右肘的肘关节，压在左手的拇指与食指之间。

矫正的顺序

矫正者弯腰将自身的身体重量下压于左手掌根处，同时并向患者骶尾关节的方向牵引，牵引的时间持续约 40 ～ 60 秒，最后再加以轻轻的顿力矫正，可重复再做一次。当双手要离开患者背部的时候要轻轻的松开。

矫正前的注意事项

❶舒缓患部附近的软组织。
❷圆形垫物要有柔软的弹性，不能用硬物，否则会伤到肋骨。

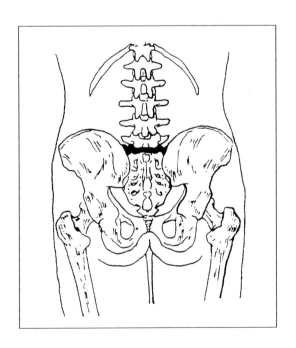

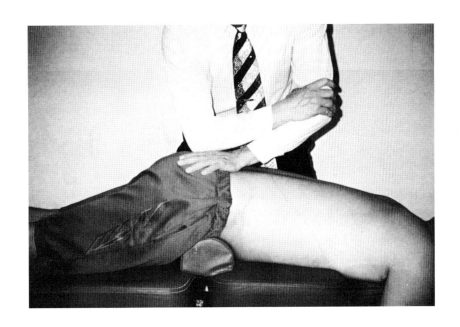

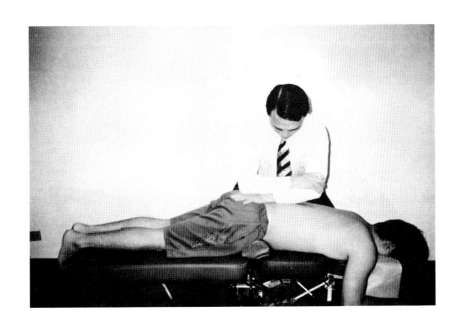

手法-83

脊椎关节活动伸展法

症状

脊椎的关节伸展活动。

患者的姿势与位置

患者俯卧，全身放松，腹部放置一圆形的垫物。

矫正者的姿势与位置

矫正者脸朝向患者，两脚分开成八字形站立于患者腰腹之间的旁边。左右手的手肘伸直，两手的着力点为手掌根，如图矫正者站于患者左侧。

矫正的顺序

矫正者以自身的身体重量，下压于两手的手掌根，两手分向两边推开牵引伸展，方法有四：

❶右手掌根压于患者右上髂嵴处，左手掌根压于患者左肩胛处，两手向外推开牵引。

❷两手以八字形方式，用掌根一手压于骶椎上缘，一手压在棘突上，两手向两边推开牵引。

❸两手交叉，以一手的掌根压在骶椎上缘，另一手的掌根压在棘突上，两手向两边推开牵引。

❹一手压在膝窝，一手压在枕骨上，两手向两边推开牵引；两膝窝交换做。

矫正前的注意事项

❶舒缓背部附近的软组织。

❷圆形垫物要有柔软的弹性，不能用硬物，否则会伤到肋骨。

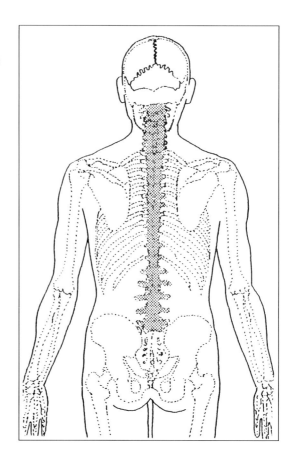

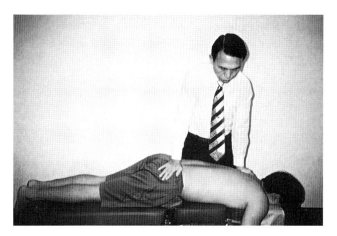

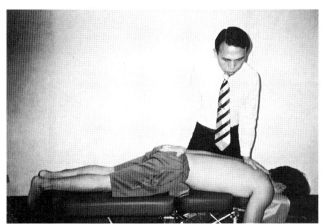

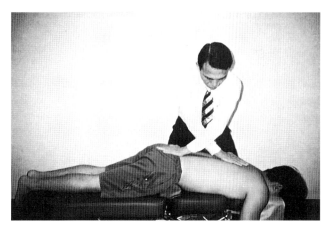

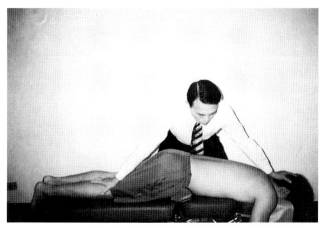

手法-84

脊椎关节活动两腕伸展法

症状

增加脊椎的活动性。

患者的姿势与位置

患者仰卧，全身放松，两手向头顶方向上举，矫正床的头部调高，背部配合弹压装配。

❶不穿上衣，以防止背部与矫正床的床表面滑动。

❷如穿上衣，则腰部上方的髂骨上缘与矫正床需以缚带表面固定住以防止滑动。

矫正者的姿势与位置

矫正者站于矫正床的头部上方，脸朝向矫正床，两脚以前弓后箭的姿势站立。

❶右手抓住患者右手腕的上方。

❷左手抓住患者左手腕的上方。

矫正的顺序

矫正者的双手，将患者的双腕拉紧后，以缓慢的动作左右手交替运作牵引各手，让患者身体的软组织松弛，当矫正者感受到患者的背部松弛后，再将患者的双手臂牵引到极限，并瞬间发出轻微的顿力，完成关节伸展运动。

矫正前的注意事项

舒缓脊椎两侧的软组织。

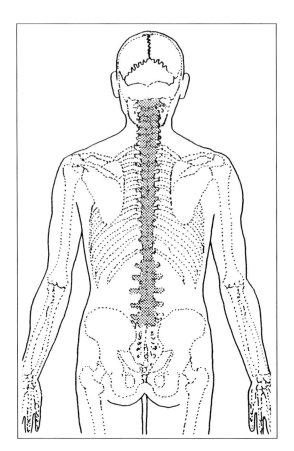

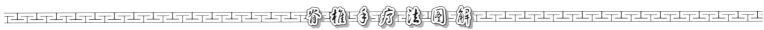
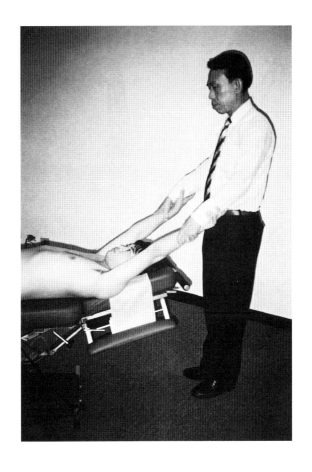

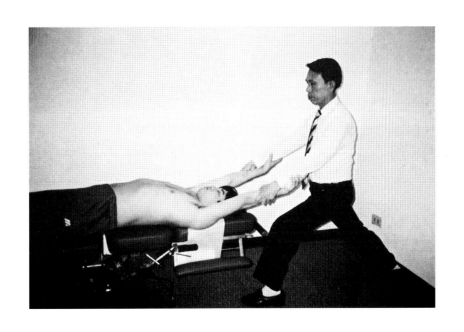

手法-85

腰椎两侧的软组织舒缓法

症状

舒缓腰椎两侧的软组织。

患者的姿势与位置

患者仰卧，全身放松，两手手指交叉握住，置于颈部的后方。

矫正者的姿势与位置

矫正者站于患者骨盆附近，脸朝向患者的头部。

❶将毛巾从患者的腰部底下穿过。

❷将毛巾的两端卷绕住，矫正者的双手掌抓紧毛巾的两端。

矫正的顺序

让患者调整呼吸的速度，缓慢降下。

❶在患者吐气的时候，矫正者的双手把患者的腰部缓慢往上拉。

❷在患者吸气的时候，矫正者的双手缓慢将患者的腰部下放在矫正床上，往复做几次。

矫正前的注意事项

❶注意毛巾是否平贴在患者的腰部。

❷腰部上、下的运动要缓慢柔和。

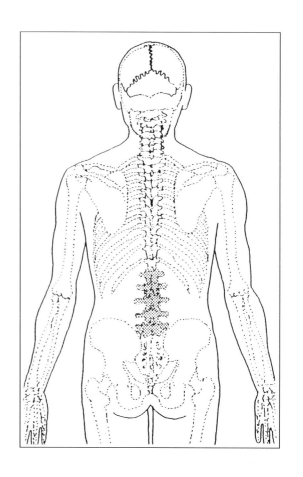

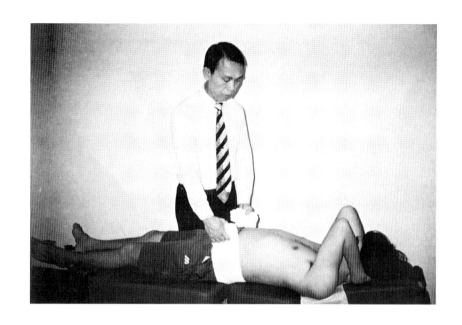

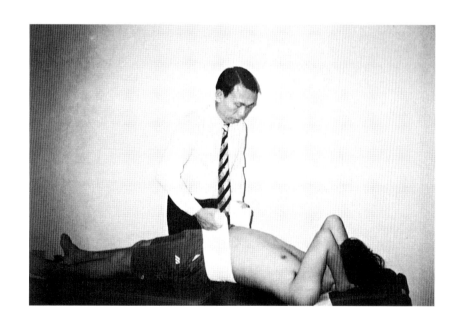

手法-86

第六章　骶椎与髂骨

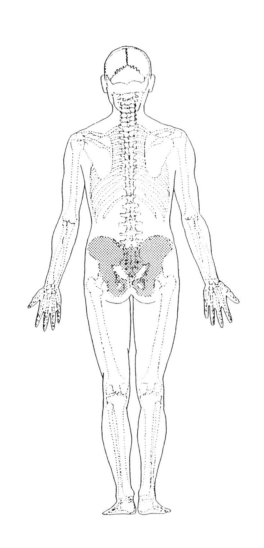

一、骶椎神经的分布及其病症

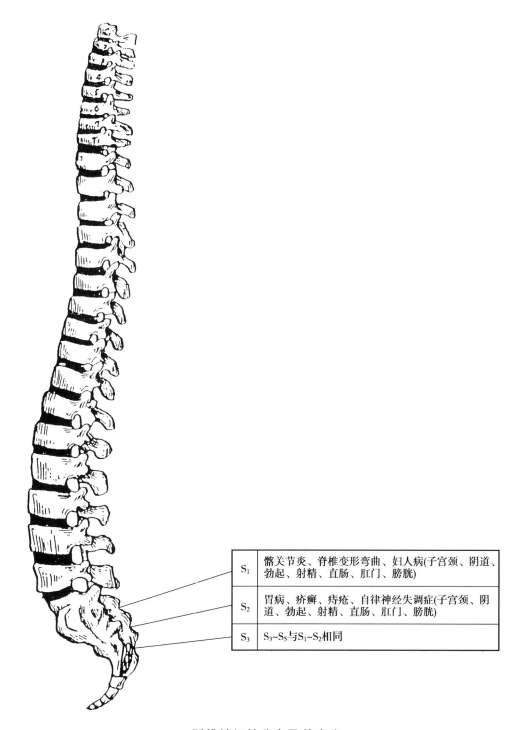

S_1	髋关节炎、脊椎变形弯曲、妇人病(子宫颈、阴道、勃起、射精、直肠、肛门、膀胱)
S_2	胃病、疥癣、痔疮、自律神经失调症(子宫颈、阴道、勃起、射精、直肠、肛门、膀胱)
S_3	S_3~S_5与S_1~S_2相同

骶椎神经的分布及其病症

二、骶椎神经异常与皮神经节的关系及病症和髂骨的调整手法

（一）第一骶椎神经（S_1）的异常

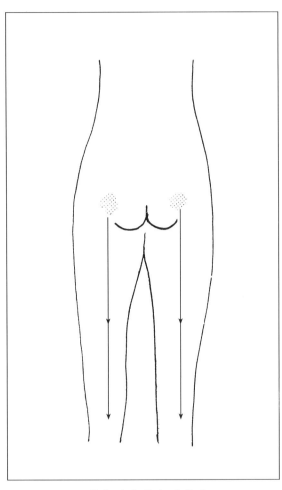

局部痛和局部反射痛

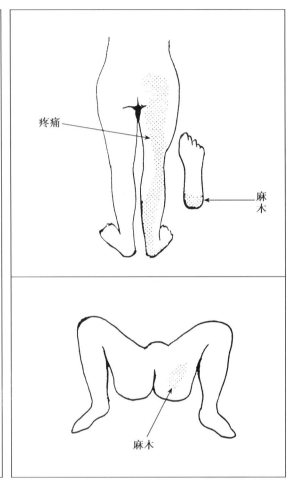

皮神经节反射痛区

1. 病症—髋关节炎、妇人病、脊椎弯曲变形、下肢短缩、小腿肚萎缩，阴道、子宫、膀胱、输
卵管、肛门、直肠、尿道疾患、阴茎勃起、射精障碍。

2. 痛征—

❶皮神经节反射区

　　a. 坐骨神经痛，自大腿后上端经膝、踝、到足跟，再经足底到小踇趾。

　　b. S_1 神经根被 L_5 椎间板压迫，呈复（多）根性皮神经节反射痛。

❷局部痛：骶髂关节痛或有触痛。

❸局部反射痛

　　a. 骶椎上半部及臀均有酸痛。

　　b. 脚的踇趾与食趾之间。

3. 运动受限—

❶腿后腱无力，膝部弯曲动作困难。

❷腓肠肌无力，无法用足尖大踇趾站立。

❸胫骨肌无力，脚的外翻动作困难。

4. 检查方法—

❶患者仰卧，伸腿抬高，因痛受限（阳性反应）。

❷足踝反射迟钝或消失。

❸慢性病痛：在骶髂关节（SIJ）的上半部肌肉呈紧张和触痛的情形，臀部肌肉又呈不能收缩的现象。

❹急性病痛：在骶髂关节的上半部有显明的压痛区。

❺患者俯卧或将膝部立于椅上，用测试槌敲打足跟的上部，若无反应，则 S_1 有了问题。

注：骶椎神经（S_1、S_2、S_3、S_4 和 S_5）是主管子宫、膀胱、输卵管、输精管、肛门、大肠、直肠、阴道、尿道、臀部肌肉、大腿后侧肌肉的神经运作的。

整脊医师的四句口诀

整骨不整肌，
根本不懂医；

整肌不整椎，
病痛一大堆。

（二）第二骶椎神经（S₂）的异常

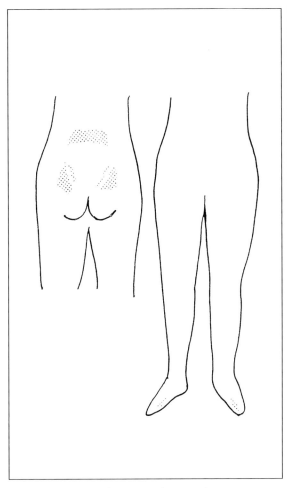

局部痛和局部反射痛

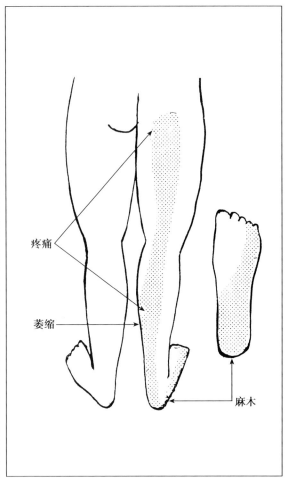

皮神经节反射痛区

1. 病症—膀胱疾病、痔疮、肛门漏管、脱肛、大肠功能失调、小肠疝气、排尿无力，子宫、输卵管疾患。

2. 痛征—
   皮神经节反射痛区
   a. 其反射区有麻痛感。
   b. 自臀部顺延到脚跟为止，足的前部无反射。
   c. 有时因 L₅ 椎间板压迫到 S₁，同时也会影响到 S₂，呈复（多）根性病变。

3. 运动受限—足趾上仰无力、困难。

4. 检查方法—患者俯卧，用测试槌敲打患者脚跟的上部。

（三）第三骶椎神经（S_3）的异常

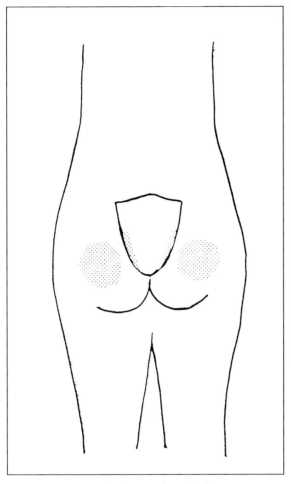

局部痛和局部反射痛

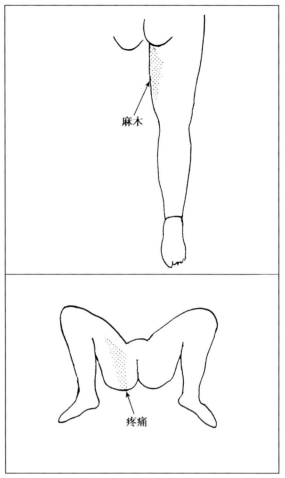

皮神经节反射痛区

1. 病症——因为 S_3 极少受到侵犯，所以几乎没有病症可言，膀胱功能、大肠功能都不受 S_3 的影响。有人认为膀胱及大肠功能会受到影响的说法颇值商榷。

2. 痛征——

   ❶皮神经节反射痛区：在大腿上部内侧有麻痛感觉。

   ❷局部痛：骶椎下半部的两侧有压痛区。

   ❸局部反射痛：骶椎下半部的两侧肌肉有触痛或损伤感觉。

3. 运动受限——

   ❶运动不受限制。

   ❷腿部伸直抬高，动作不受限制，也无痛觉。

4. 检查方法——患者俯卧，用测试槌敲打患者脚跟的上部。

（四）第四、五骶椎神经（S_4、S_5）的异常

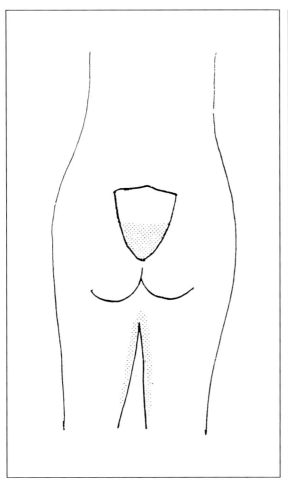

局部痛和局部反射痛

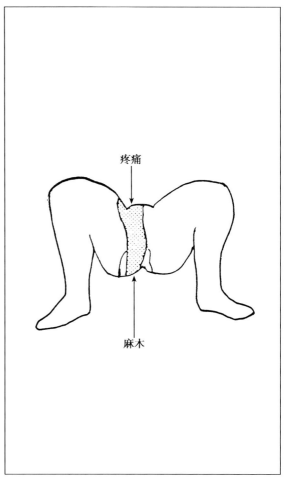

皮神经节反射痛区

1. 病症—阴茎、阴囊、睾丸、直肠、膀胱疾患，排便失控、小便失禁、肛门麻木。
2. 痛征—
   ❶皮神经节反射痛区
      a. 在耻骨旁侧、阴囊、阴唇，有明显疼痛。
      b. 在肛门附近有麻木感觉。
      c. 两侧坐骨神经也有反射痛。
   ❷局部痛：在骶椎的下半部有明显的压痛。
   ❸局部反射痛：臀部下内侧有反射痛。
3. 运动受限—无显著的受限动作。
4. 检查方法—患者俯卧，按压骶椎下半部，有显著压痛。

…

（五）骶椎与髂骨的相关软组织舒缓标示图

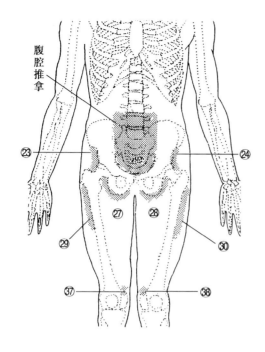
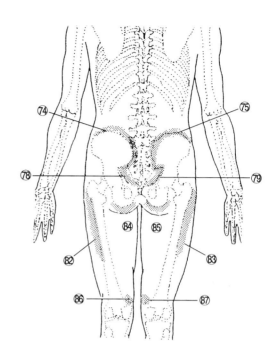

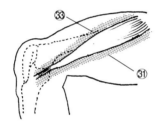
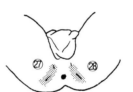

㉓缝匠肌起点
㉗坐骨隆突内侧缘
㉙阔筋膜张肌
㉟髂骨上缘
㉣骶椎外缘

㉟坐骨隆突外侧缘
㉧内收长肌的止点附近
㉛股直肌下内收肌群
㉝股直肌下内收肌群

（六）骶椎的矫正手法

骶椎矫正法（1）

症状

左侧骶椎向上向后移位。

患者的姿势与位置

患者脸朝向矫正床的右侧侧卧（患侧在上），矫正床的头部调高。

❶右手掌放在左肩上，左手放在胸前（或曲肘放在腰腹之间）。

❷右腿微弯，平置在矫正床上；左腿弯曲脚背钩在右腿膝窝处，膝盖伸出床外。骨盆左侧前倾，上半身的位置在矫正床的中心线上。

矫正者的姿势与位置

矫正者以前弓后箭的姿势，站于矫正床的右侧，靠近患者骨盆的地方，脸朝向患者头部。

❶矫正者的右腿贴在患者左小腿上，左腿不能靠在矫正床的床边上。

❷右手豆状骨缓慢推开患部附近软组织后，贴压在患者骶椎左上方处，手指头与脊椎平行，手肘弯曲，尽量靠近矫正者的身体；左手掌压在患者左肩的右手背上，固定患者上半身。

矫正的顺序

矫正者的右大腿，将患者的左腿往患者头部方向推。

❶同时右手豆状骨将患者左侧骶椎，往矫正床的床上压，左手只做固定，三方面的用力，将患者的腰椎卡锁住。

❷在锁住的瞬间，矫正者将自身的身体重量，用下坠法发出顿力，完成矫正。发力的方向是由后向前，兼带由上向下。

矫正前的注意事项

舒缓患部附近的软组织。

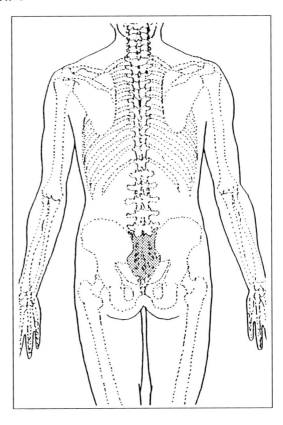

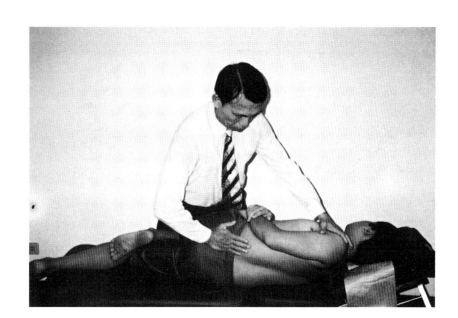

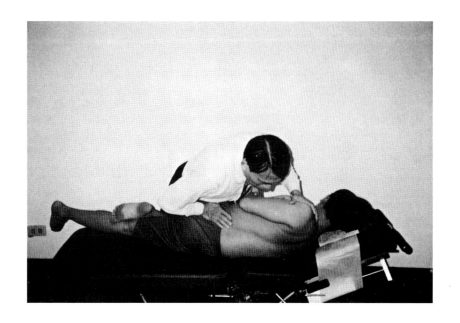

手法-87

骶椎矫正法（2）

症状

左侧骶椎向下向后移位。

患者的姿势与位置

患者侧卧，脸朝向矫正床的右侧（患侧在上），矫正床的头部调高。

❶右手掌放在左肩上，左手放在胸前（或屈肘放在腰腹之间）。

❷右腿微弯，平置在矫正床上；左腿弯曲，脚背钩在右腿膝窝处，膝盖伸出床外，上半身在矫正床的中心线上。

矫正者的姿势与位置

矫正者以前弓后箭的姿势，弯腰站于矫正床的右侧，靠近患者骨盆的地方，脸朝向患者头部。

❶矫正者的右腿贴在患者左小腿上，并往患者的头部方向推动牵引。

❷右手豆状骨缓慢推开患部附近软组织后，贴压在骶椎 S_2 的上面，手指头斜向床面上，手肘弯曲，尽量靠近矫正者的身体；左手压于患者左肩的右手背上，用以稳定患者身体。

矫正的顺序

❶左手掌固定住患者后，矫正者的右腿将患者的左腿，牵引到极限后，

❷矫正以自身身体的重量，用身体下坠法，下压到右手豆状骨上，并加上旋转（顺时钟方向），瞬间发力，完成矫正。发力的方向是由后向前、由下向上。

矫正前的注意事项

舒缓患部附近的软组织。

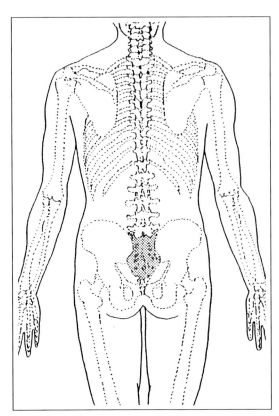

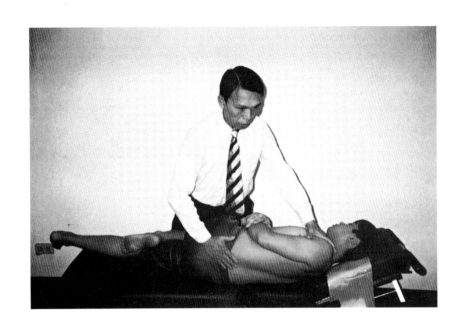

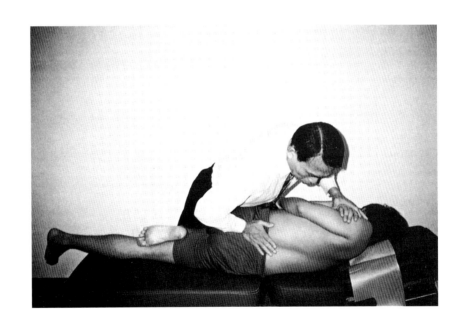

手法-88

骶椎矫正法（3）

症状

❶骶椎向后方移位或腰椎前弯太多者均适用。

❷腰椎滑脱者也适用。

患者的姿势与位置

患者站在矫正床左侧骨盆方位的地方，脸朝向矫正床俯卧下来，左腿弯曲，右膝盖及脚背贴在地板上。

矫正者的姿势与位置

矫正者站在患者的左侧，脸朝向患者。

❶左手掌根压贴在患者骶椎的基部（即腰骶关节的地方），手指头朝向患者的脚部方向，手肘伸直。

❷右手抓住患者左小腿靠近内踝关节的地方。

❸左腿屈膝，将膝盖顶在患者左腿膝窝处。

矫正的顺序

矫正者的右手，缓缓将患者的左脚脚踝上拉，矫正者的右膝顶住患者左腿膝窝下压，并将患者左腿的重量，旋转经矫正者的身体下压到矫正者的左手掌根，当压到极限后，再瞬间顿力，完成矫正，此手法可重复做几次，发力的方向是由后向前，兼带由上向下。

矫正前的注意事项

❶舒缓患部附近的软组织。

❷此手法在做的时候，不能让患者有疼痛的感觉。

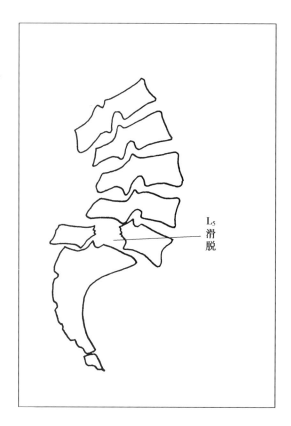

L₅
滑脱

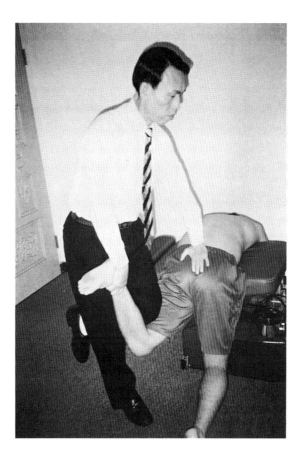

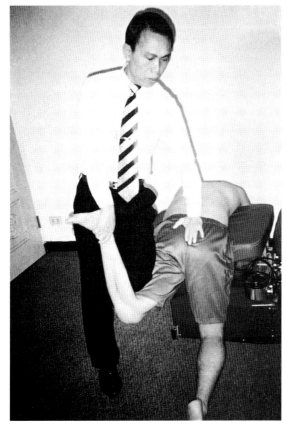

手法-89

骶椎矫正法（4）

症状

左侧骶椎向下，右侧骶椎下缘向上。

患者的姿势与位置

患者俯卧，矫正床的头部调低，矫正床的脚部也调低（或于下腹部垫一圆形软垫）全身放松。

矫正者的姿势与位置

矫正者脸朝向患者骨盆方向，以前弓后箭的姿势，站于患者右侧肩部的地方。

❶左手豆状骨缓慢推开患部附近的软组织后，贴压于右侧骶椎的下缘（即 S_4 的地方），手指头朝向患者脚部的方向。

❷右手的拇指与食指，握在左手的手腕关节处，右手的小鱼际则压在左手的手背上。

矫正的顺序

矫正者左手的豆状骨推压患者右侧骶椎下缘（S_4）的地方，时间持续约 30~40 秒，推压的力道方向是由右向左，由后向前。

矫正前的注意事项

❶舒缓患部附近的软组织。
❷骶椎 AS 时，接触点在 S_4 的中心线上。

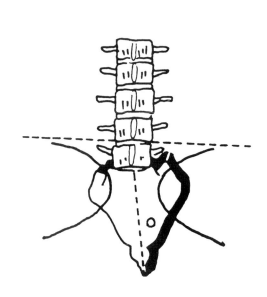

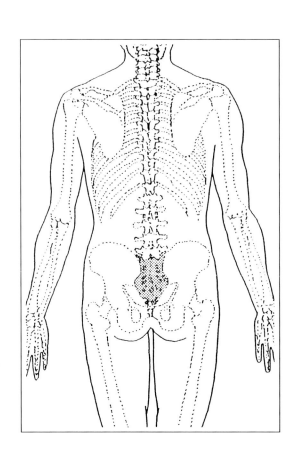

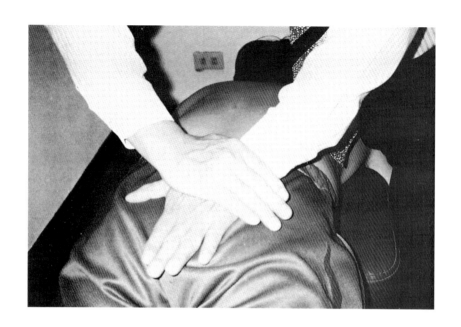

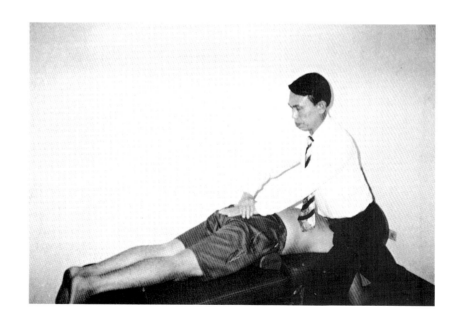

手法-90

骶椎矫正法（5）

症状

骶椎太翘及腰椎前弯过大。

患者的姿势与位置

患者仰卧，矫正床的头部调高。
❶患者两手手指交叉，置于颈部后方。
❷两腿弯曲，两膝靠拢，并尽量靠近腹部。

矫正者的姿势与位置

矫正者脸朝向矫正床，两脚八字形分开，站立于患者的右侧骨盆附近。
❶矫正者的右手从患者两脚之间穿过，手掌贴置于患者骶椎，掌根在 S_4 上。
❷左手掌及手腕，压在患者两膝之上，并再以矫正者的腹部压在矫正者左手的手背上。

矫正的顺序

矫正者的右手掌，将患者骶椎往上拉抬，并将拉抬的重量，转经矫正者的腹部，下压于矫正者的左手掌背，再下压于患者的双膝上，如此动作，反复做 2～4 回。

矫正前的注意事项

❶舒缓患部附近的软组织。
❷身体较僵硬的患者，稍微分开两膝即可。

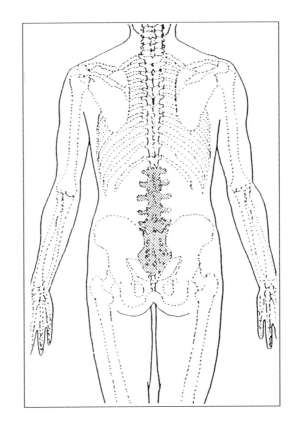

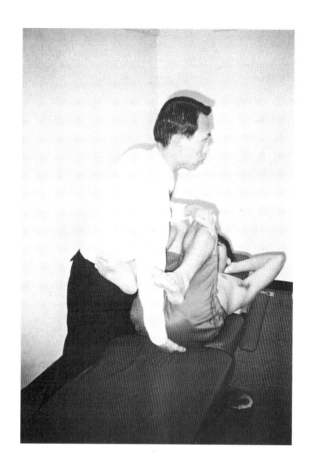

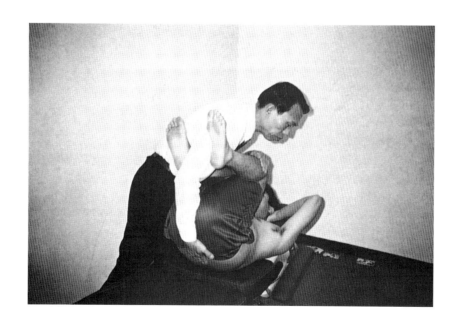

手法-91

骶椎矫正法（6）

症状

骶椎向前向上移位。

患者的姿势与位置

患者侧卧，脸朝向矫正床的右侧，两肩与矫正床的床面垂直，以右手为枕，左手置于胸前（或屈肘置于腰腹之间），两腿弯曲。

矫正者的姿势与位置

矫正者站于患者前面，脸朝向患者，与矫正床成直角面对，姿势放低，两膝微弯，患者的两膝放在矫正者的两膝上。

❶右手的掌根，压在骶椎下端的正中心线上，手指头朝向患者的头部方向，并压在腰骶关节处。

❷左手的掌根，贴压在患者的两肩之间，手指头朝向患者的腰部，左手肘贴在患者的左肩上。

矫正的顺序

❶矫正者的两手掌同时用力，将患者的脊椎压弯，弯向矫正者的身体方向，然后左手掌固定住；

❷右手掌由后向前，将骶椎反复顿压3～4次。

❸手离开骶椎时要轻轻的放开。

矫正前的注意事项

舒缓患部附近的软组织。

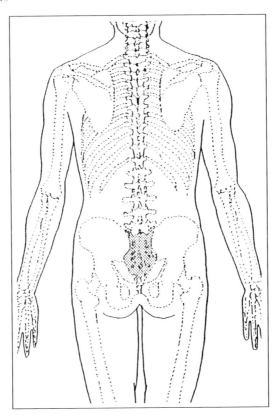

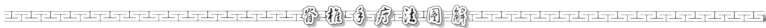

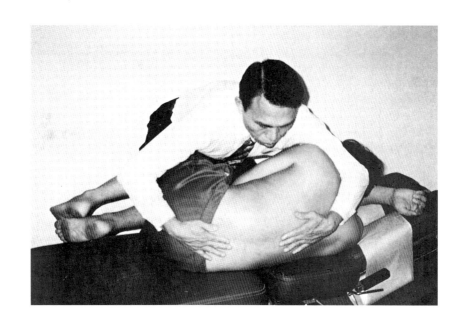

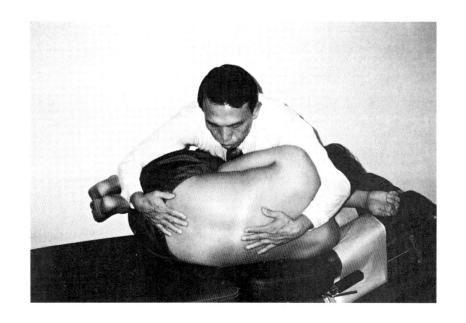

手法-92

(七) 髂骨的矫正手法

髂骨矫正法（1）

症状

右侧骨盆向前移位（即向后受限）。

患者的姿势与位置

患者侧卧，脸朝向矫正床的右侧（患侧在下），矫正的头部调高，全身放松。

❶患者右手掌放在左肩上，左手肘弯曲，放在左侧腰腹之间。

❷右腿微弯，平置在矫正床上，左腿弯曲，脚背钩住右脚的膝窝，膝盖伸出床外。

矫正者的姿势与位置

矫正者站于矫正床的右侧，脸朝向矫正床的头部方位，两脚成前弓后箭的姿势站立。

❶矫正者的右手掌从患者腰后方前伸，握抱于患者右前上髂嵴处，右前臂靠近肘关节的地方，贴于患者左侧后上髂嵴附近当支点，支点处最好能垫上三四层的毛巾。左手掌贴压在患者左上臂三角肌处，用以固定患者上半身（不需将患者往后推压）。

❷矫正者的右大腿贴于患者左小腿处。

矫正的顺序

矫正者的右手将患者的右前上髂嵴由前往后拉的同时，需配合矫正者腰部的扭力后拉，瞬间完成矫正。

矫正前的注意事项

❶舒缓患部附近的软组织。

❷如右侧髂骨是 ASEX 时，则矫正者右手发力的方向，需带由前向上再向后的旋转力道。

❸如右侧髂骨纯属于 EX 时，则力道是由内向外。

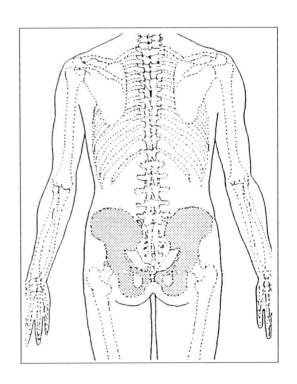

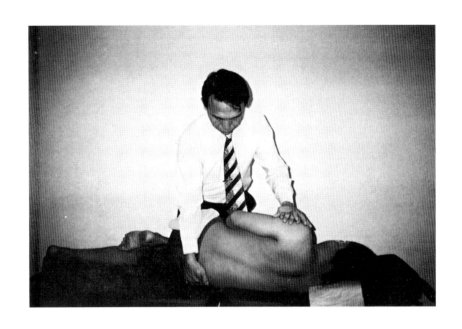

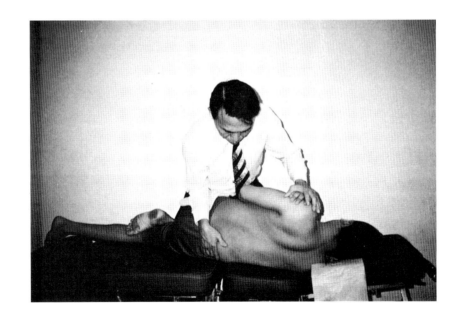

手法-93

髂骨矫正法（2）

症状

右侧骨盆向前移位（即向后受限）。

患者的姿势与位置

患者侧卧，脸朝向矫正床的右侧（患侧在下），矫正床的头部调高，全身放松。

❶患者右手掌放在左肩上，左手肘弯曲，放在左侧腰腹之间。

❷右腿微弯，平置在矫正床上；左腿弯曲，脚背钩住右脚的膝窝，膝盖伸出床外。

矫正者的姿势与位置

矫正者弯腰站于矫正床的右侧，脸朝向患者。

❶矫正者的右手掌，从患者腰后方前伸，握抱于患者右前上髂嵴处；右前臂靠近肘关节的地方，贴于患者左后上髂嵴附近当支点，支点处最好能垫上三四层的毛巾；左手掌贴压于患者左肩右手背上。

❷矫正者的右膝关节，压于患者左腿膝窝处。

矫正的顺序

矫正者的右手，将患者的右前上髂嵴，由前向后拉的同时，需配合矫正者腰部的扭力后拉，瞬间完成矫正。

矫正前的注意事项

❶舒缓患部附近的软组织。

❷如右侧髂骨是 ASEX 时，则矫正者右手发力的方向需带有由前向上再向后的旋转力道。

❸如右侧髂骨纯属于 EX 时，则力道是由内向外。

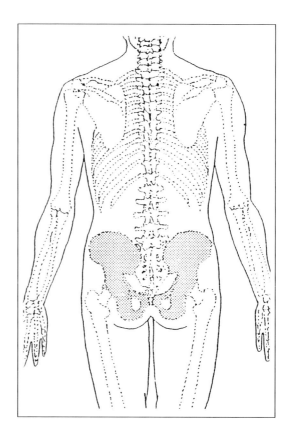

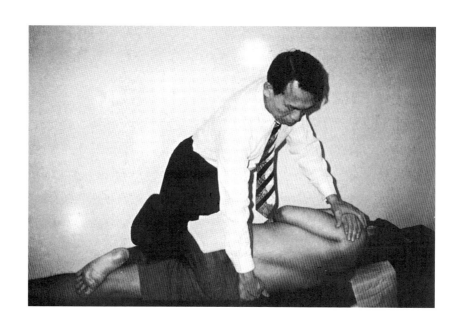

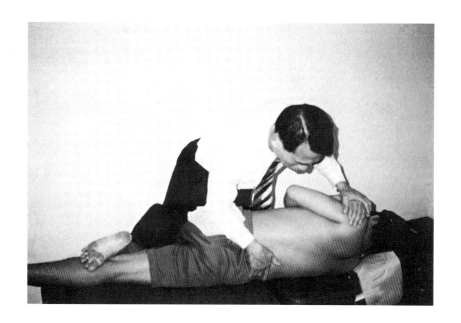

手法-94

髂骨矫正法（3）

症状

左侧髂骨向后又向内移位（LPIN）。

患者的姿势与位置

患者侧卧，脸朝向矫正床的右边（患侧在上），矫正床的头部调高，全身放松。

❶患者右手掌放在左肩上，左手肘弯曲，放在左侧腰腹之间。

❷右腿微弯，平置在矫正床上；左腿弯曲，脚背钩住右腿膝窝，膝盖伸出床外。

矫正者的姿势与位置

矫正者以前弓后箭的姿势，弯腰站于矫正床的右侧，靠近患者的骨盆，脸朝向患者。

❶矫正者的右手豆状骨推开患部附近的软组织后，贴压在患者左侧后上髂嵴的下方，手指头朝向患者左外方，右上臂尽量靠近矫正者的身体。

❷左手掌贴压在患者左肩的右手背上。

矫正的顺序

❶矫正者的左手，将患者的左肩向患者背后方向推。

❷右手掌将患者的左后上髂嵴，往矫正者的身体方向推，并兼有向矫正床的床上压，在压到极限的瞬间。

❸矫正者将自身的重量下压，经右手豆状骨瞬间发力，完成矫正，发力的方向是由后向外向前，并带由下向上的力道。

矫正前的注意事项

舒缓患部附近的软组织。

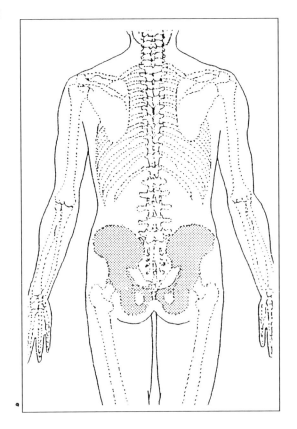

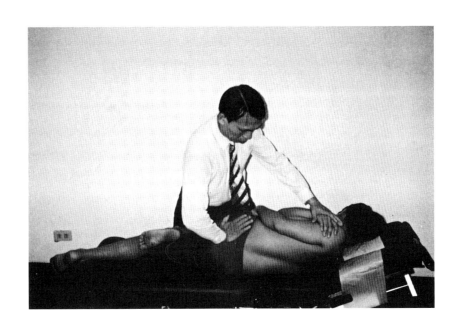

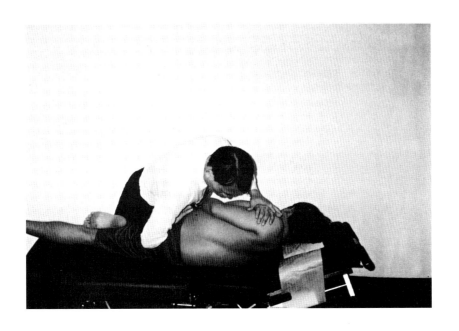

手法-95

髂骨矫正法（4）

症状

左侧髂骨向后方移位（LP）。

患者的姿势与位置

患者侧卧，脸朝向矫正床的右边（患侧在上），矫正床的头部调高，全身放松。

❶患者右手掌放在左肩上，左手肘弯曲，放在左侧腰腹之间。

❷右腿微弯，平置在矫正床上；左腿弯曲，脚背钩住右腿膝窝，膝盖伸出床外。

矫正者的姿势与位置

矫正者以前弓后箭的姿势，弯腰站于矫正床的右侧，靠近患者的骨盆，脸朝向患者。

❶矫正者的右手豆状骨，推开患部附近的软组织后，贴在患者左侧后上髂嵴处，手指头朝向患者腰部棘突，右上臂尽量靠近矫正者的身体。

❷左手掌贴压在患者左肩的右手背上。

矫正的顺序

❶矫正者的左手，将患者的左肩向患者背后方向推。

❷右手掌将患者的左后上髂嵴，往矫正者的身体方向推，并兼有向矫正床的床上压，在压到极限的瞬间。

❸矫正者将自身的重量下压，经右手豆状骨瞬间发力，完成矫正，发力的方向是由后向前。

矫正前的注意事项

舒缓患部附近的软组织。

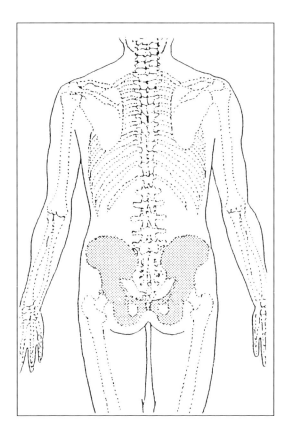

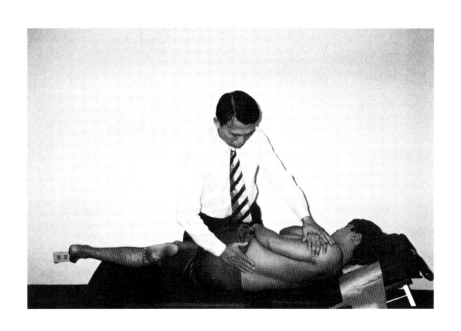

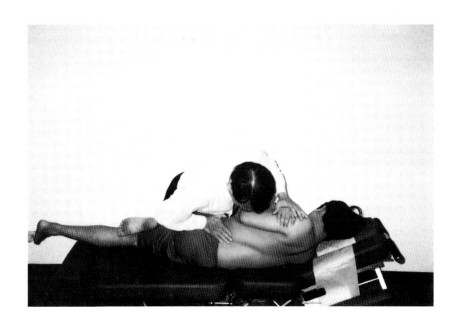

手法-96

髂骨矫正法（5）

症状

左侧髂骨向前上方移位（AS）。

患者的姿势与位置

患者侧卧，脸朝向矫正床的右边（患侧在上），矫正床的头部调高，全身放松。

❶患者右手掌放在左肩上，左手肘弯曲，放在左侧腰腹之间。

❷右腿微弯，平置在矫正床上；左腿弯曲，脚背钩住右腿膝窝，膝盖伸出床外。

矫正者的姿势与位置

矫正者以前弓后箭的姿势，弯腰站于矫正床的右侧，靠近患者的骨盆，脸朝向患者。

❶矫正者的右手豆状骨，推开患部附近的软组织后，贴压在患者左侧坐骨隆突上。手指头朝向患者左肩，手肘尽量靠近矫正者的身体。

❷左手掌贴压在患者左肩的右手背上。

矫正的顺序

❶矫正者的左手，将患者的左肩向患者背后方向推。

❷右手掌将患者的坐骨，往矫正者的身体方向推，并兼有向矫正床的床上压，在压到极限的瞬间。

❸矫正者将自身的重量下压，经右手豆状骨瞬间发力，完成矫正，发力的方向是由后向前。

矫正前的注意事项

舒缓患部附近的软组织。

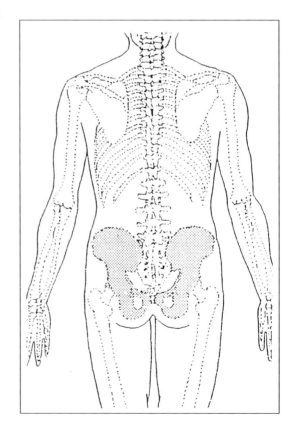

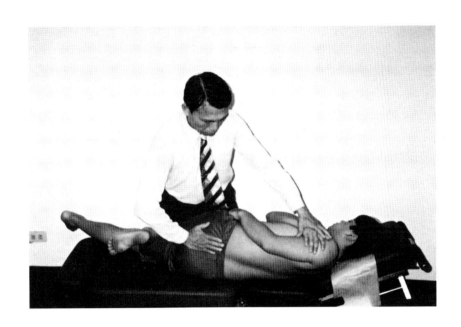

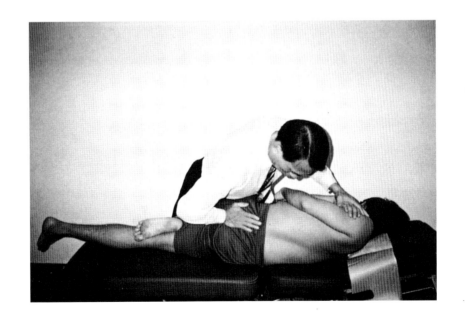

手法-97

髂骨矫正法（6）

症状

左侧髂骨向前上方向内移位（ASIN）。

患者的姿势与位置

患者侧卧，脸朝向矫正床的右边（患侧在上），矫正床的头部调高，全身放松。

❶患者右手掌放在左肩上，左手肘弯曲，放在左侧腰腹之间。

❷右腿微弯，平置在矫正床上；左腿弯曲，脚背钩住右腿膝窝，膝盖伸出床外。

矫正者的姿势与位置

矫正者以前弓后箭的姿势，弯腰站于矫正床的右侧，靠近患者的骨盆，脸朝向患者。

❶矫正者的右手豆状骨，推开患部左侧坐骨隆突附近的软组织后，贴在坐骨隆突内侧上，手指头朝向患者左外侧，手肘尽量靠近矫正者的身体。

❷左手掌贴压在患者左肩的右手背上。

矫正的顺序

❶矫正者的左手，将患者的左肩向患者背后方向推。

❷右手掌将患者左侧的坐骨隆突，往矫正者的身体方向推，并兼有向矫正床的床上压，在压到极限的瞬间。

❸矫正者将自身的身体重量下压，经右手豆状骨，瞬间发力，完成矫正，发力的方向是由后向前兼带由内向外的力道。

矫正前的注意事项

舒缓患部附近的软组织。

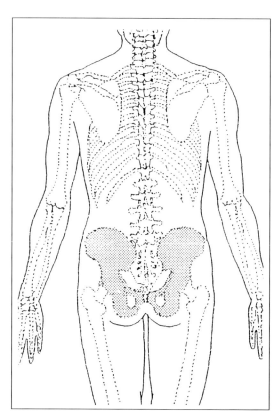

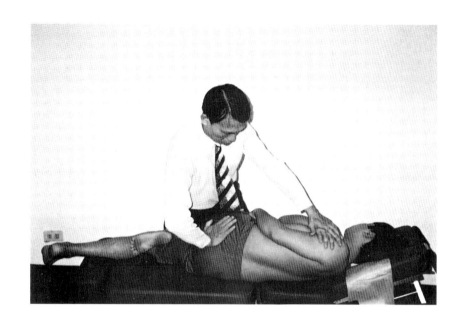

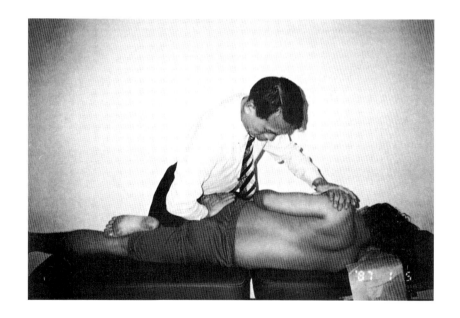

手法-98

髂骨矫正法（7）

症状

左侧髂骨向前上方向外移位（ASEX）。

患者的姿势与位置

患者侧卧，脸朝向矫正床的右边（患侧在上），矫正床的头部调高，全身放松。

❶患者右手掌放在左肩上，左手肘弯曲，放在左侧腰腹之间。

❷右腿微弯，平置在矫正床上；左腿弯曲，脚背钩住右腿膝窝，膝盖伸出床外。

矫正者的姿势与位置

矫正者以前弓后箭的姿势，弯腰站于矫正床的右侧，靠近患者的骨盆，脸朝向患者。

❶矫正者的右手豆状骨，推开患部左侧坐骨隆突附近的软组织后，贴压在坐骨隆突外侧上，手指头朝向患者 L_5 棘突，手肘尽量靠近矫正者的身体。

❷左手掌贴压在患者左肩的右手背上。

矫正的顺序

❶矫正者的左手，将患者的左肩向患者背后方向推。

❷右手掌将患者左侧的坐骨，往矫正者的身体方向推，并兼有向矫正床的床上压，在压到极限的瞬间。

❸矫正者将自身的身体重量下压，经右手豆状骨，瞬间发力，完成矫正，发力的方向是由后向前兼带由外向内的力道。

矫正前的注意事项

舒缓患部附近的软组织。

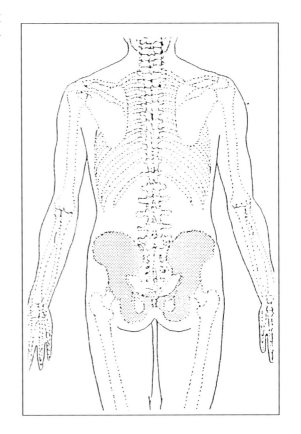

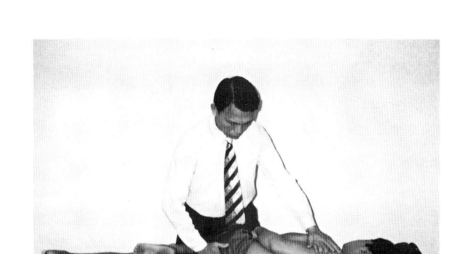

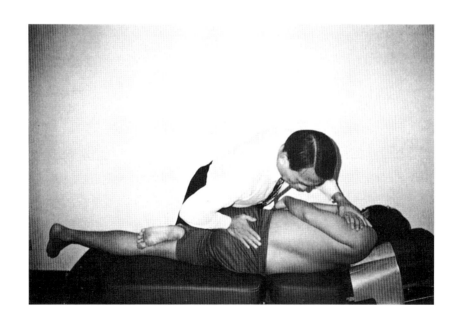

手法-99

髂骨矫正法（8）

症状

右侧髂骨向后向内移位（RPIN）。

患者的姿势与位置

患者侧卧，脸朝向矫正床的左边（患侧在上），矫正床的头部调高，全身放松。
❶右手在胸前，自然下垂；左手从右腋下穿出，置于腰腹之间。
❷左脚伸直，平置于矫正床上；右边髂骨向矫正床的床面贴近，右脚伸出床外，自然下垂。

矫正者的姿势与位置

矫正者以右腿弓、左腿箭的姿势站于矫正床的右侧，脸朝向患者背部与矫正床成垂直。
❶右手豆状骨缓慢推开患部附近的软组织后，贴压在患者右后上髂嵴处。
❷左手腕抓住患者左手腕，用以稳定及支撑患者身体。

矫正的顺序

❶矫正者的左手，抓住患者的左手腕，将患者向后拉的力道，传经矫正者的身体。
❷旋转到矫正者的右手豆状骨上，并配合着矫正者的瞬间沉腰、坐臀，发出顿力，完成矫正，发力的方向是由后向前兼带向外。

矫正前的注意事项

舒缓患部附近的软组织。

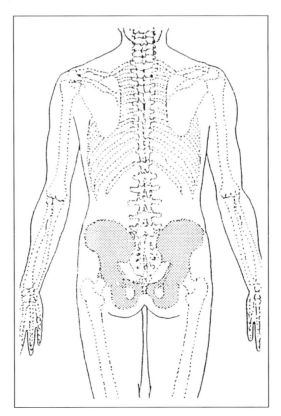

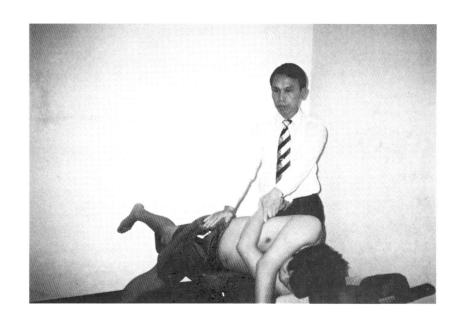

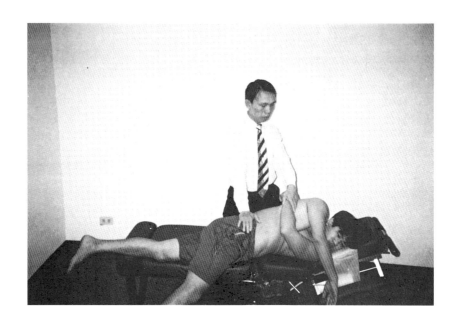

手法-100

髂骨矫正法（9）

症状

右侧髂骨向后向内移位（RPIN）。

患者的姿势与位置

患者侧卧，脸朝向矫正床的左边（患侧在上），矫正床的头部调高，全身放松。

❶左腿弯曲，膝盖尽量屈向腹部，并平置于矫正床上；右边的髂骨向矫正床的床面贴近，右腿伸出床外，自然下垂。

❷右手前伸，手掌握抱住左腿膝盖的下方；左手从右手腋下穿出，置于右侧腰腹之间。

矫正者的姿势与位置

矫正者以右腿弓、左腿箭的姿势（或以八字脚形的姿势亦可），站于矫正床的右侧，脸朝向患者背部与矫正床成垂直。

❶右手豆状骨缓慢推开患部附近的软组织后，贴压在患者右后上髂崤处。

❷左手腕抓住患者左手腕，用以稳定及支撑患者身体。

矫正的顺序

❶矫正者的左手，抓住患者的左手腕，将患者向后拉的力道，传经矫正者的身体。

❷旋转到矫正者的右手豆状骨上，并配合着矫正者的瞬间沉腰、坐臀，发出顿力，完成矫正，发力的方向是由后向前兼带向外。

矫正前的注意事项

舒缓患部附近的软组织。

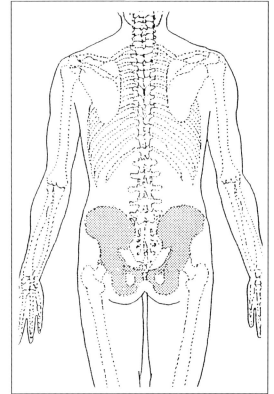

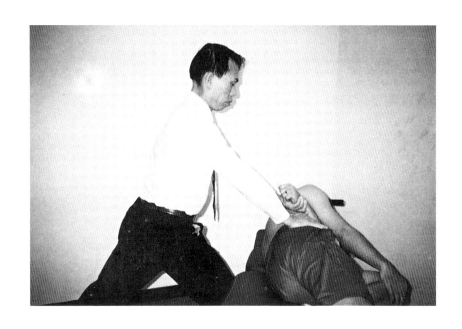

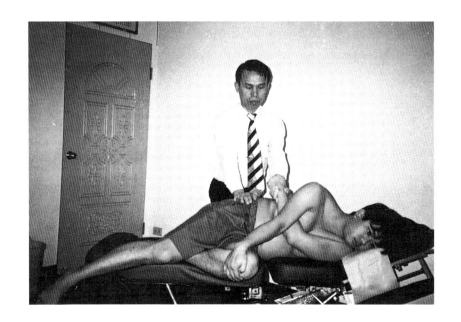

手法-101

髂骨矫正法（10）

症状

右侧髂骨向后向内移位（RPIN）。

患者的姿势与位置

患者俯卧，两腿伸直，全身放松。

矫正者的姿势与位置

矫正者站于患者左侧（健侧）骨盆的稍下方，脸朝向患者的头部方向，以前弓后箭的姿势站立。

❶左手豆状骨缓慢推开患部附近的软组织后，贴压在患者右侧后上髂嵴处。

❷右手掌置于患者右膝盖上方，两肘伸直。

矫正的顺序

❶矫正者的右手抬起患者的右腿往矫正者身体的方向牵引，并将患者大腿的重量，传经矫正者的身体。

❷旋转到矫正者左手的豆状骨上，在转到极限的瞬间，发出顿力，完成矫正。发力的方向是由后向前兼带向外。

矫正前的注意事项

舒缓患部附近的软组织。

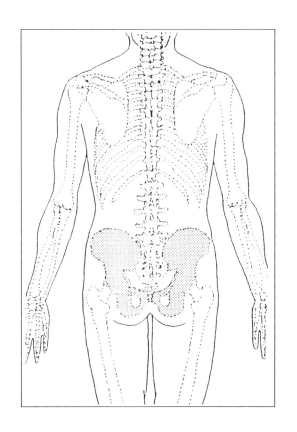

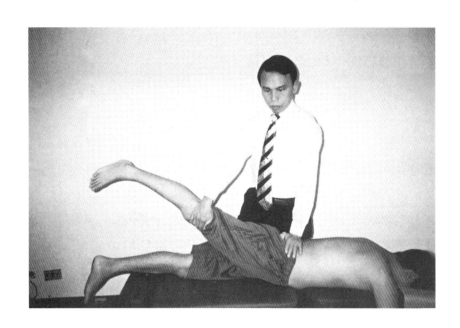

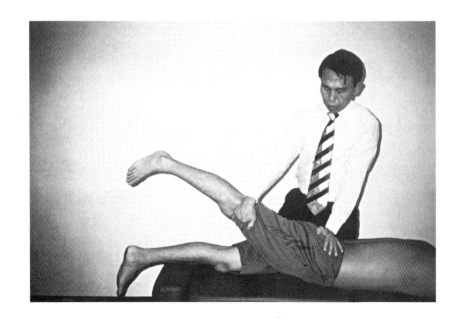

手法-102

髂骨矫正法（11）

症状

右侧髂骨向后向内移位（RPIN）。

患者的姿势与位置

患者俯卧，矫正床的头部调低，全身放松。

矫正者的姿势与位置

矫正者站于患者左侧（健侧）骨盆附近，两脚分开成八字形站立，脸朝向患者与矫正床成直角。

❶右手豆状骨缓慢推开患部附近的软组织后，贴压在患者右侧髂骨内缘，手指头朝向患者右侧外面，手肘伸直。

❷左手豆状骨贴压于骶椎下方的中心线上（S_4 左右），手指头朝向患者脚部的方位，手肘伸直。

矫正的顺序

❶矫正者以自身身体的重量下压于双手豆状骨上，并让双肘慢慢的稍微弯曲，时间持续约 30 ～ 60 秒。

❷随即双肘伸直，并将矫正者身体的重量瞬间经由右手豆状骨发出顿力，完成矫正。发力的方向是由后向前兼带向外。

矫正前的注意事项

舒缓患部附近的软组织。

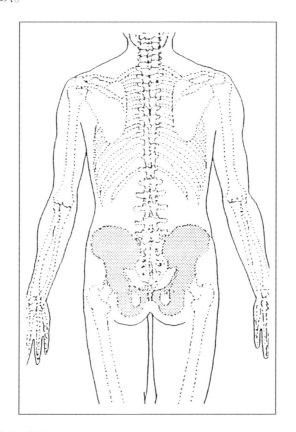

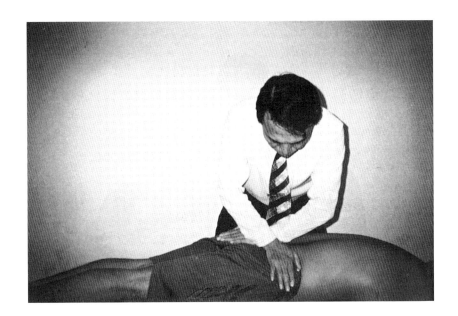

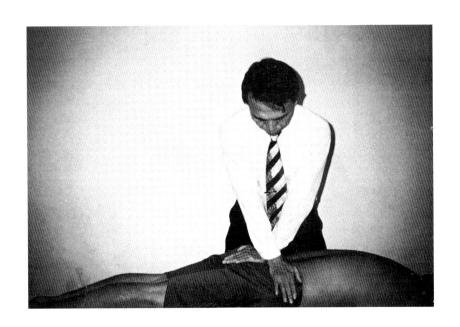

手法-103

髂骨矫正法（12）

症状

右侧髂骨向后向内移位（RPIN）。

患者的姿势与位置

患者俯卧，右手肘弯曲，置于患者右侧前胸下方，全身放松。

矫正者的姿势与位置

矫正者站于患者左侧（健侧）大腿的外方，以前弓后箭的姿势站立，脸朝向患者头部方向。

❶左手豆状骨缓慢推开患部附近的软组织后，贴压在患者右侧髂骨内缘，手指头朝向患者腰部右侧外方。

❷右手掌抓住患者右脚脚踝关节的上方，往上拉提，并让患者的右膝弯曲。

矫正的顺序

❶矫正者的右手将患者的右脚踝，往矫正者身体的方向拉提，拉提到患者的右侧髂骨离开矫正床时，矫正者将患者右侧的重量，传经由矫正者身体。

❷旋转到矫正者左手的豆状骨上，在转到极限的瞬间，发出顿力，完成矫正，发力的方向是由后向前兼带向外。

矫正前的注意事项

舒缓患部附近的软组织。

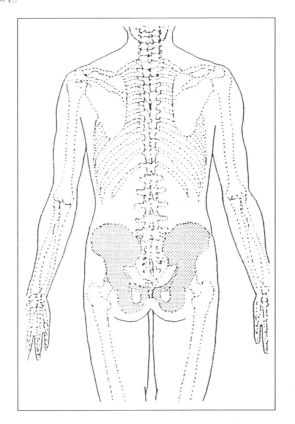

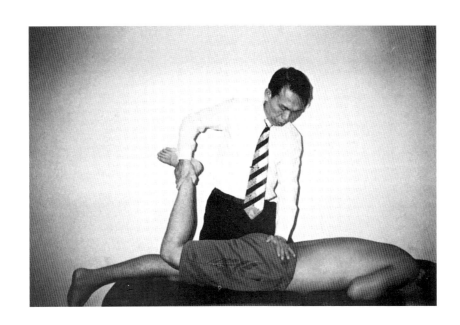

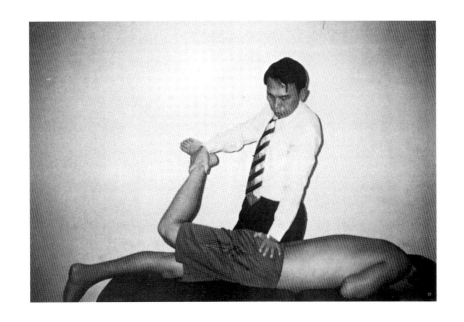

手法-104

髂骨矫正法（13）

症状

右侧髂骨向前向内移位（RAIN）。

患者的姿势与位置

患者侧卧，脸朝向矫正床的左侧（患侧在上），矫正床的头部调高，全身放松。

❶左手掌置于右肩上，右手肘弯曲，放在右侧的腰腹之间（或置于胸前均可）。

❷左腿微弯，平置在矫正床上；右脚伸出床外，自然下垂。

矫正者的姿势与位置

矫正者以前弓后箭的姿势站于矫正床的左侧，脸朝向患者头部方向。

❶右手掌贴压在患者右肩的左手背上，只做固定用；左手豆状骨缓慢推开患部附近的软组织后，贴压在患者右侧坐骨隆突上方，手指头朝向患者右外侧。

❷右腿膝盖往前顶住患者右膝窝处。

矫正的顺序

❶矫正者的左手豆状骨，将患者的右侧坐骨隆突，往矫正床的床上及患者头部的方向推。

❷同时矫正者的右膝也将患者的右腿膝窝往患者的头部上方推压。

❸在推到极限的瞬间，左手豆状骨发出顿力，完成矫正。发力的方向是由后向前并兼带由内向外。

矫正前的注意事项

舒缓患部附近的软组织。

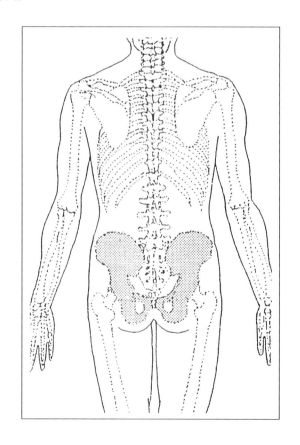

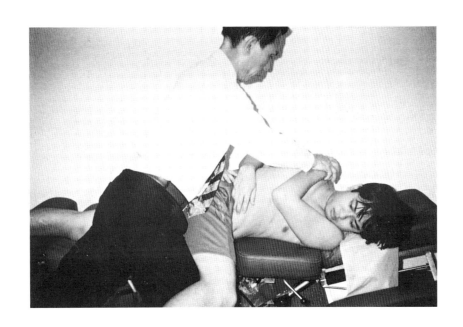

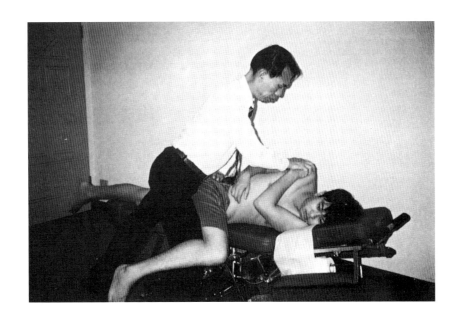

手法-105

髂骨矫正法（14）

症状

右侧髂骨向前方移位（RAS）。

患者的姿势与位置

患者仰卧，双手交叉握住，置于颈部后方，右腿屈膝，往腹部方向抬起。

矫正者的姿势与位置

矫正者站于患者右侧（患侧），两脚八字形分开，脸朝向患者与矫正床成直角站立。

❶右手掌从小腿胫骨内侧伸入，置于右侧坐骨粗隆上。

❷左手掌压在患者左侧大腿上，用以稳定患者左侧骨盆及大腿。

❸矫正者的腹部，压在患者右腿膝盖的下方。

矫正的顺序

❶右手掌将患者右侧坐骨粗隆，往上搬抬。

❷将搬抬患者的重量，经由矫正者腹部，转到患者右小腿靠近膝盖的地方。

❸在压到极限的瞬间，加上身体的重量，顿压发力，完成矫正。发力的方向是由前向后。

矫正前的注意事项

舒缓患部附近的软组织。

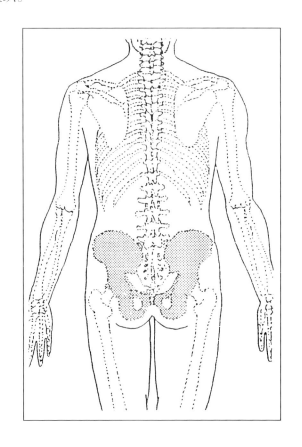

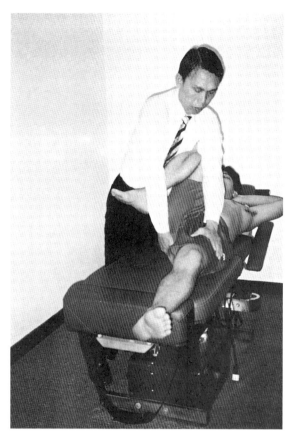

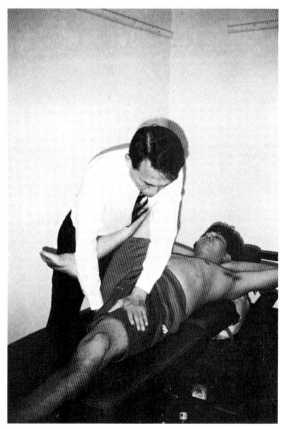

手法-106

髂骨矫正法（15）

症状

右侧髂骨向前方向内侧移位（RAIN）。

患者的姿势与位置

患者仰卧，双手手指交叉握住，置于颈部后方，右腿屈膝，往腹部方向抬起。

矫正者的姿势与位置

矫正者以前弓后箭的姿势，站于患者右侧靠近骨盆的地方，脸朝向矫正床的头部方向。

❶左手掌根压于患者右侧前上髂嵴处，手指头朝向患者右侧外方。

❷右手扶压于患者右腿膝盖下方的胫骨处，患者股关节，膝关节均弯曲。

矫正的顺序

❶矫正者右手将患者右腿胫骨往矫正床的床上压。

❷同时左手掌根亦同步将患者右侧前上髂嵴往矫正床的床上压。

❸在压到极限之瞬间，发出顿力矫正，可连续做数次，发力的方向是由前向后，并兼带由外向内的力道。

矫正前的注意事项

舒缓患部附近的软组织。

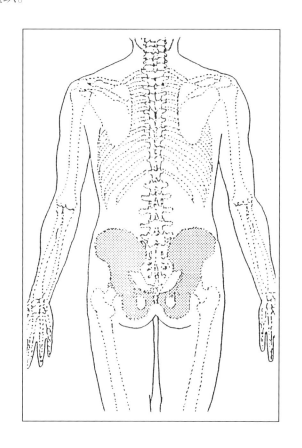

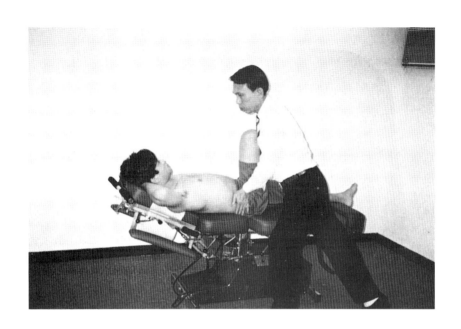

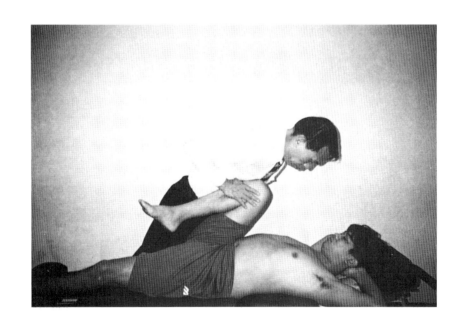

手法-107

髂骨矫正法（16）

症状

左侧髂骨向后移位。

患者的姿势与位置

患者俯卧，全身放松。

矫正者的姿势与位置

矫正者站于患者右侧胸腰之间，脸朝向患者。

❶右手从患者左肩经左前胸穿过左腋下，右手掌贴扶在患者左背部。

❷左手掌根缓慢推开患部附近软组织后，贴压在患者左后上髂嵴处，手指头朝向患者左外侧方。

❸右手臂将患者上半身抬起，矫正者右腿弯曲，大腿置于患者右侧腋下，小腿置于矫正床上。

矫正的顺序

❶矫正者的右手将患者左肩扳向矫正者身体方向，使患者身体产生左旋。

❷左手掌根将患者的左侧髂骨往矫正床上推，反复几次推压后，再瞬间发出顿力，完成矫正。

矫正前的注意事项

舒缓患部附近的软组织。

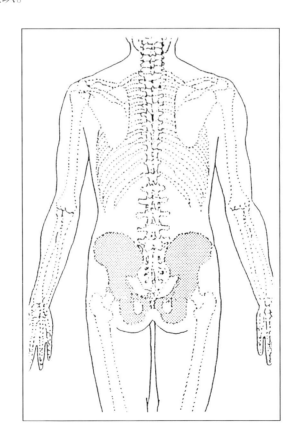

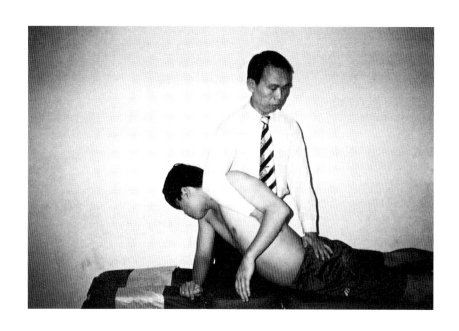

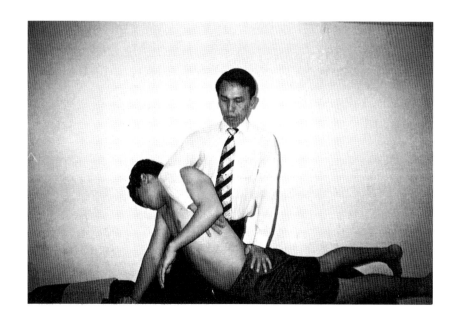

手法-108

髂骨矫正法（17）

症状

右侧髂骨向前移位。

患者的姿势与位置

患者仰卧，矫正床的头部调高，两手手指交叉置于颈部后面，或两手交叉放于胸前。右腿屈膝，尽量贴近腹部。

矫正者的姿势与位置

矫正者以前弓后箭的姿势，站于患者右侧靠近骨盆的地方。

❶左手掌压在患者右侧前上髂嵴的地方。

❷右手掌从患者右小腿内侧，经患者右臀部的外侧，穿过置于右侧坐骨的下方。

矫正的顺序

❶矫正者的右手掌将患者的右侧坐骨往上搬抬。

❷将搬抬患者的重量，经矫正者的身体转移到矫正者的左手掌根，下压于患者的右侧髂骨上。

❸反复几次的抬压后，再瞬间发出顿力，完成矫正。

矫正前的注意事项

舒缓患部附近的软组织。

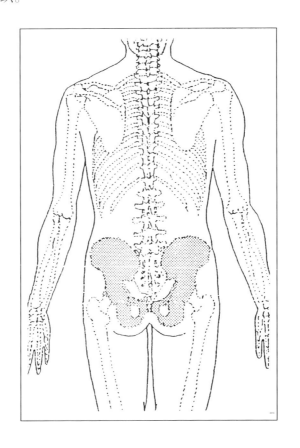

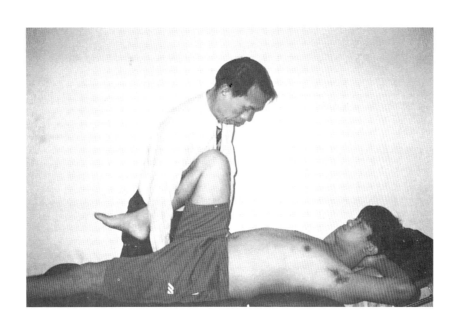

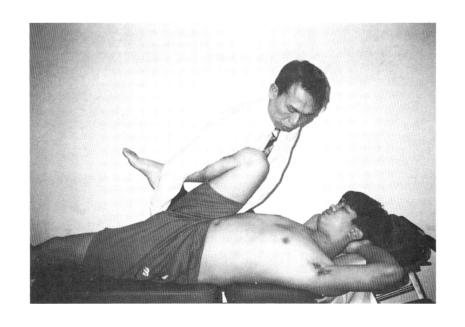

手法-109

髂骨矫正法（18）

症状

右侧髂骨向后移位。

患者的姿势与位置

患者侧卧，右侧在上（患侧在上），左手臂弯曲，置于左侧头部下面当枕头；右手掌扶在矫正床边，用以稳定患者的身体。

矫正者的姿势与位置

矫正者以前弓后箭的姿势，弯腰站于患者右侧骨盆附近，脸朝向患者。

❶右手从患者右大腿的内侧向后穿出，挟抱住患者右大腿。

❷左手豆状骨，缓慢推开患者附近的软组织后，贴压在患者右侧后上髂嵴处。

矫正的顺序

❶矫正者的右手，将患者右大腿，向后上方抬起，把患者右大腿的重量，经矫正者的身体，旋转而传到矫正者的左手豆状骨上，以由后向前的方向下压。

❷反复几次下压后，再瞬间发出顿力，完成矫正。

矫正前的注意事项

舒缓患部附近的软组织。

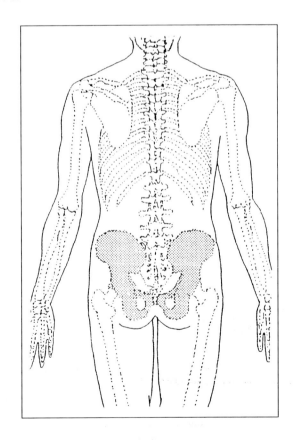

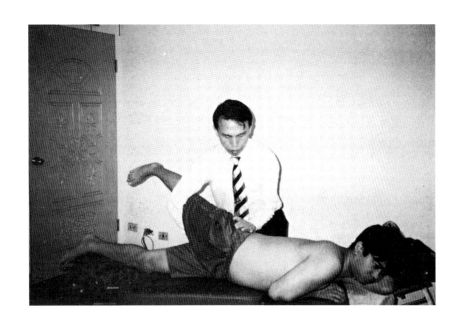

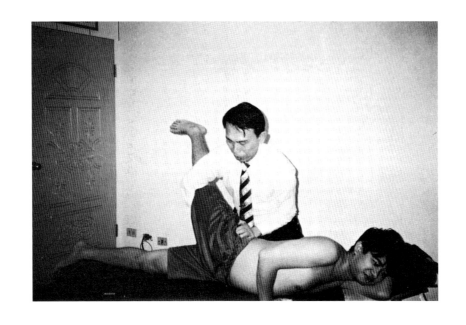

手法-110

髂骨矫正法（19）

症状

左侧髂骨向前移位。

患者的姿势与位置

患者侧卧，左侧在上（患侧在上），两手手指交叉，置于颈部后方，矫正床的头部调高，全身放松。

矫正者的姿势与位置

矫正者两腿分开，站于患者右侧靠近腰部的地方，脸朝向患者。

❶左手从患者两肘间三角形空隙穿过，手掌压于矫正床上。

❷右手掌缓慢推开患部附近软组织后，贴压在患者的左前上髂嵴处。

矫正的顺序

❶矫正者的左手掌压在矫正床上，固定住患者的上半身。

❷右手掌将患者的左前上髂嵴，往患者的身后方向推压，反复推压几次后，再瞬间发出顿力，完成矫正。

矫正前的注意事项

舒缓患部附近的软组织。

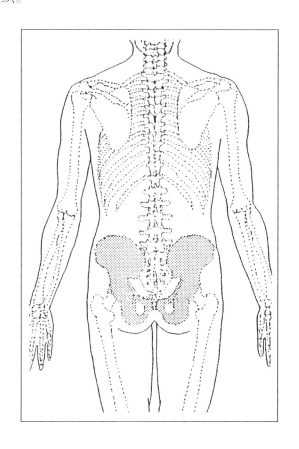

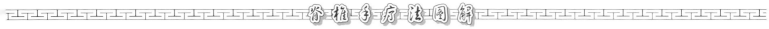

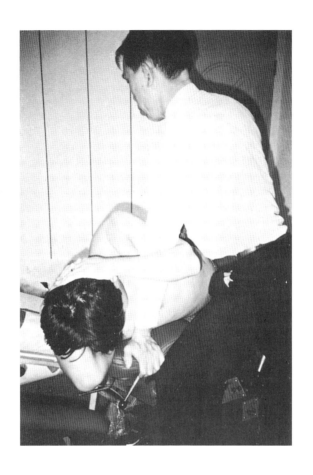

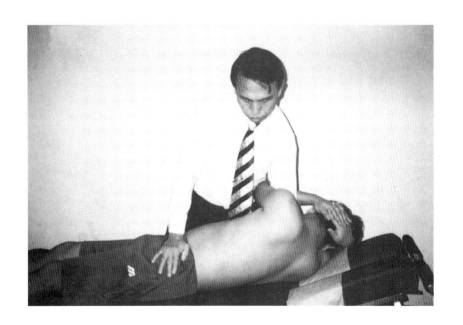

手法-111

髂骨矫正法（20）

症状

左侧髂骨向后移位。

患者的姿势与位置

患者仰卧，左腿屈曲，膝盖与大腿和矫正床成垂直线，矫正床的头部调高。

矫正者的姿势与位置

矫正者站于患者左侧（患侧）骨盆的下方，脸朝向患者。

❶右手掌压在患者左膝盖上方，矫正者的胸部压在矫正者的右手掌背上。

❷左手掌压在患者右侧前上髂崤处。

矫正的顺序

矫正者将自身的体重压在矫正者的右手手背，再传到患者的左侧大腿上，用短弧的冲击，做连续10~12次的冲击，完成矫正，冲击的力道是由上而下。左手仅做稳定用。

矫正前的注意事项

舒缓患部附近的软组织。

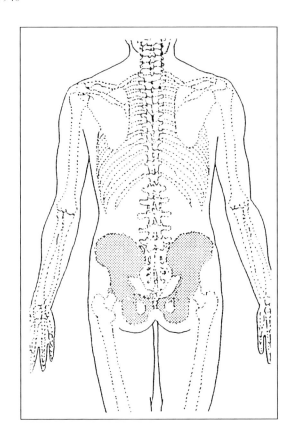

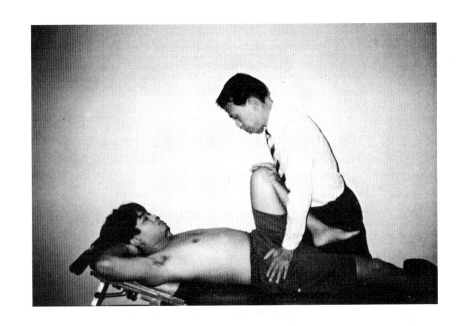

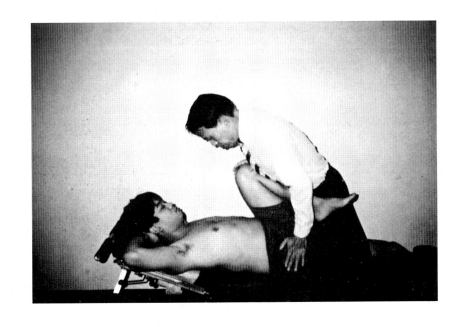

手法-112

髂骨矫正法（21）

症状

左侧髂骨向后移位。

患者的姿势与位置

患者仰卧，矫正床的头部调高；左腿屈曲，左侧膝盖往患者左外侧方放下，尽量下放至矫正床的水平位，大腿与矫正床成直角。

矫正者的姿势与位置

矫正者站于患者左侧骨盆的下方，脸朝向患者。

❶右手掌压在患者左膝盖上方的内侧位置上。

❷左手掌压在患者右侧前上髂嵴处。

矫正的顺序

❶矫正者的左手稳定住患者的骨盆。

❷右手将患者的左侧大腿往下压，时间持续约 30～60 秒，可连续操作二三次，同时嘱患者膝盖稍微用力均衡对抗。

矫正前的注意事项

舒缓患部附近的软组织。

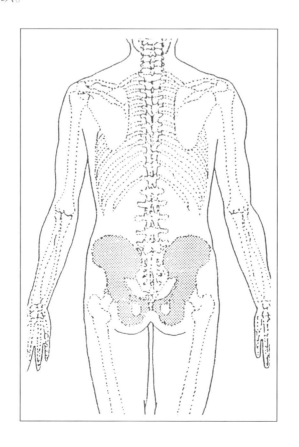

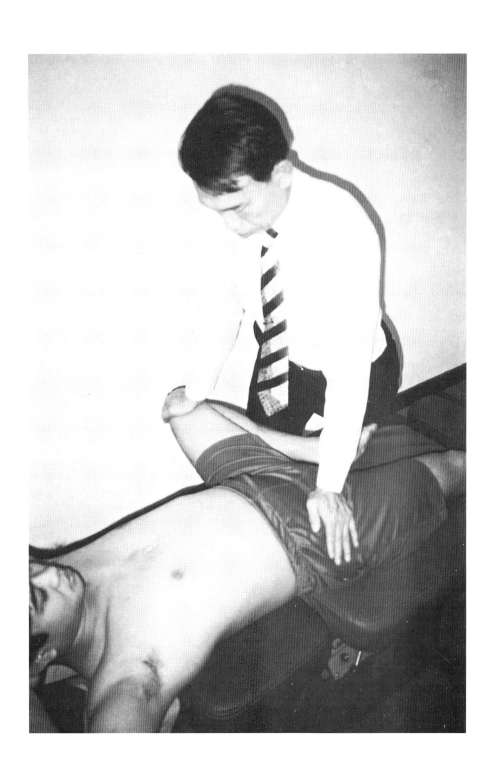

手法-113

髂骨矫正法（22）

症状

右侧髂骨向前移位，左侧髂骨向后移位。

患者的姿势与位置

患者仰卧，矫正床的头部调高；用一条调整带将患者的腰部（L_4 附近）固定在矫正床上。

❶右手放在腹部上，左手扶住床沿稳定患者身体。

❷两腿屈曲，尽量靠近腹部。

矫正者的姿势与位置

矫正者站于患者左侧骨盆的下方，脸朝向患者。

❶右手掌压在患者右膝盖外侧方，将两腿膝盖往患者左侧压下。

❷左手掌从患者右侧臀部下方，搬抬着患者右侧髂骨下方（即坐骨）。

矫正的顺序

矫正者的左手掌将患者右侧坐骨往上抬的同时，右手掌将患者的两个膝盖往患者左侧外方下压，时间持续约 30 ~ 60 秒，可重复再做一次。

矫正前的注意事项

舒缓臀部附近的软组织。

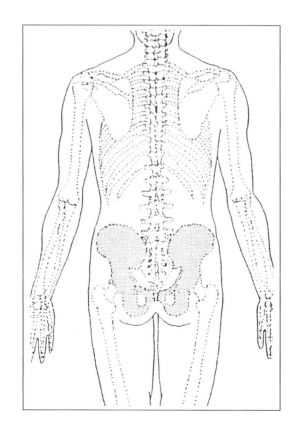

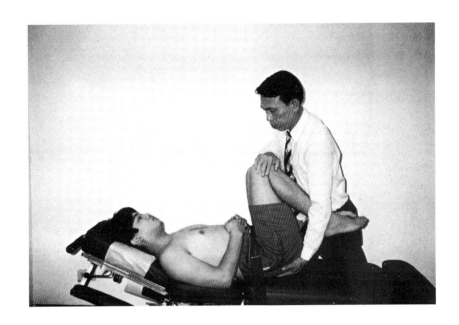

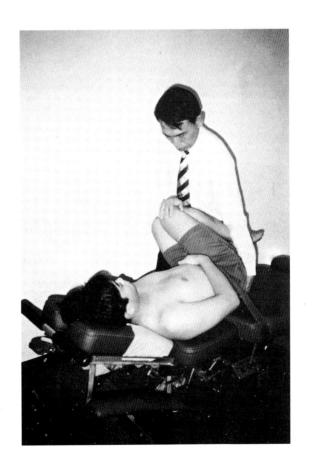

手法-114

髂骨矫正法（23）

症状

右侧髂骨向前移位。

患者的姿势与位置

患者仰卧，矫正床的头部调高。

❶右腿屈曲，膝盖尽量靠近腹部，左腿平置在矫正床上。

❷两肘置于矫正床上，稳定患者身体。

矫正者的姿势与位置

矫正者站于患者左侧骨盆的下方，脸朝向患者。

❶矫正者弯腰，将右腋窝压在患者右侧膝盖上，右手掌平置在矫正床以稳定身体。

❷左手握拳，拳眼向上，置于患者右侧坐骨后方与矫正床接触。

矫正的顺序

❶矫正者将自身的身体重量，下压在患者右侧膝盖上，时间持续 30 ~ 40 秒。

❷放松，再将左手拳头往患者腰部方向推进一点，再施压 30 ~ 40 秒。

矫正前的注意事项

舒缓患部附近的软组织。

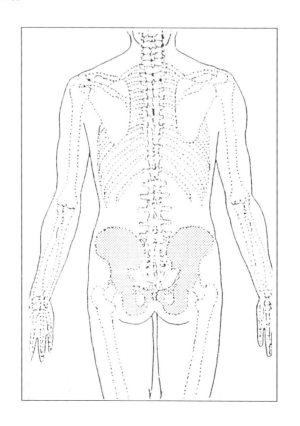

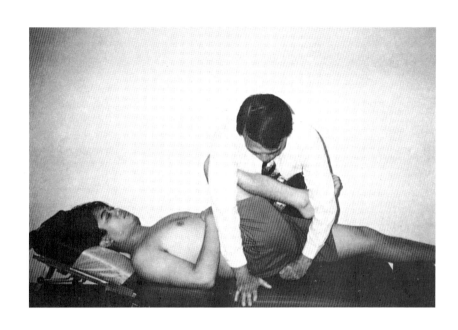

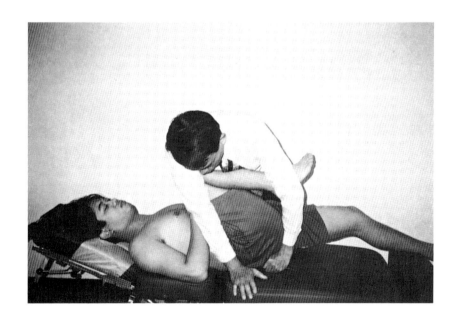

手法-115

髂骨矫正法（24）

症状

左侧髂骨向后向内移位（LPIN）。

患者的姿势与位置

患者俯卧，在患者下腹部置放一圆形软垫，矫正床的头部调低，全身放松。

矫正者的姿势与位置

矫正者站于患者左侧（患侧）骨盆附近。

❶右手豆状骨与掌根缓慢推开患部附近软组织后，贴压于患者左侧髂骨内缘上，手指头朝向患者左外侧。

❷左手拇指与食指抓握住右手手腕处，手掌压于右手手背上。

❸矫正者以右大腿靠近臀部的地方，穿过两手中间，坐于矫正者的左手背上。

矫正的顺序

❶矫正者以身体的重量，坐于矫正者的左手背上，时间持续2～3分钟，让骶髂关节先松弛。

❷再以矫正者的体重钝压于右手掌根处，钝力的方向是由后向前，兼带由内向外。

❸最后手要放开时，要轻轻的缓慢放开。

矫正前的注意事项

舒缓患部附近的软组织。

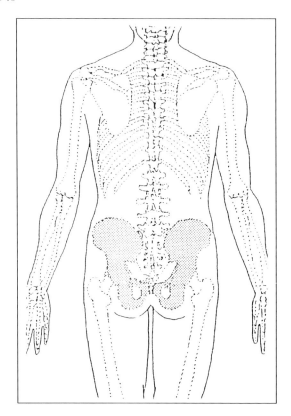

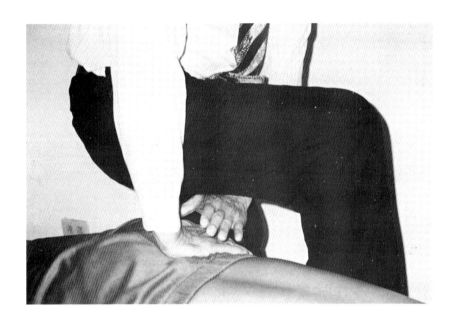

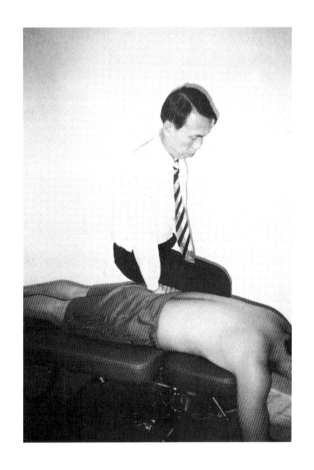

手法-116

（八）尾骨的矫正手法

尾骨矫正法

症状

尾骨向前方移位。

患者的姿势与位置

❶患者俯卧，矫正者先舒缓患者臀腰部肌肉及骶尾关节两侧韧带。

❷患者离开矫正床；并站于矫正床脚部方向的地方，屈腿，腰部以下在矫正床外，上半身俯卧在矫正床的脚部方向，脸朝向矫正床的头部，腹部置一柔软枕头，使肛门位置提高，并暴露肛门。

矫正者的姿势与位置

矫正者右手戴上橡胶手指套，涂少量凡士林于中指，站于患者左侧，脸朝向患者。

❶左手拇指指腹，轻压骶尾关节疼痛处。

❷右手中指缓慢伸入患者肛门内。

矫正的顺序

❶舒缓肛门内，两侧有压痛点及绷紧的敏感肌肉，使内侧肌肉紧张缓解。

❷右手中指指腹顶住尾椎内侧，逐渐加大向外的推顶力，左手拇指指腹，则下压固定住骶尾关节。

❸重复检查肛门内的两侧肌肉，如还有敏感及绷紧的肌肉，则再舒缓。

❹让患者俯卧，再次舒缓患者臀腰部肌肉及骶尾关节两侧韧带。

矫正前的注意事项

❶短期因外来撞击所产生的尾骨痛，需调整尾骨。

❷尾骨痛的产生，非因短期内的撞击所产生，主体舒缓内外侧的软组织，即可改善。

❸新撞击所产生的疼痛，矫正后的坐姿，臀部需使用圆形的柔软衬垫，以保护尾骨的再度移位。

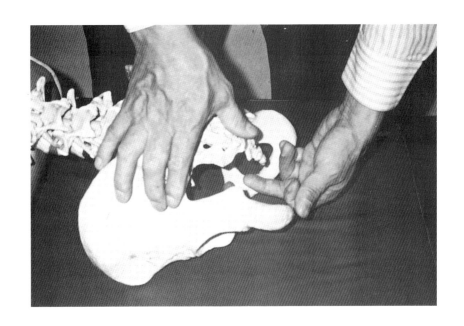

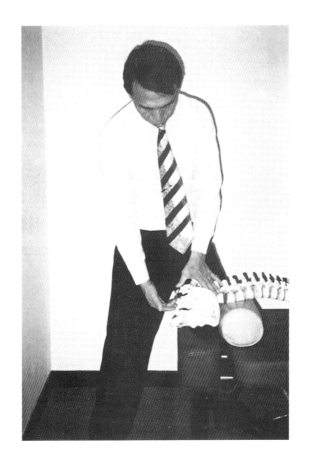

手法-117

一、腰部急性剧烈疼痛患者自我运动法

运动前注意事项

（1）有护腰的患者需解除护腰。

（2）需在较硬的床、垫子或地毯上运动，如运动过程中疼痛转趋剧烈，则运动必须停止并找医师商谈。

（3）运动之前必须先用热敷与冷敷交互舒缓，方法如下：

❶先以热的湿毛巾在患处做热敷 10 分钟；

❷然后再于皮肤上放上湿毛巾并置冰袋于湿毛巾上，做冷敷 5 分钟；

❸如此反复在背上做热敷 4 次以及冷敷 3 次，最初与最后都是热敷，中间交替更换冷敷。

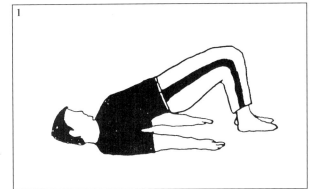

运动 1

①患者仰卧，平躺于床上，将两膝关节弯曲且并拢，脚后跟尽量靠近臀部，让腰部贴在床上，两手掌伸直，平贴在床上并靠近身体。

②将下腹部与臀部肌肉收缩，慢慢将腰提起，时间持续约 8 秒钟，需固定这种姿势，反复做 4 次。

③若无法将腹部、下腹部、臀部之肌肉收缩，请将腰打直，等到能将腰提起为止。

运动 2

①患者仰卧，将右膝关节弯曲并上抬至胸前，固定这种姿势，然后用手稳定住。

②将臀部及头部上抬，尽量用下颚去接触膝盖，然后默数至 8 后再放松。

③右膝运动后，再用左膝作同样运动。

④两膝运动反复作 4 次。

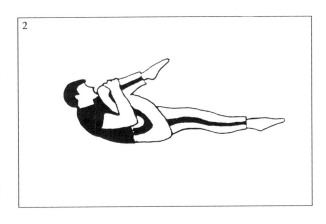

运动 3

①患者仰卧，背部尽量贴在床面，两膝

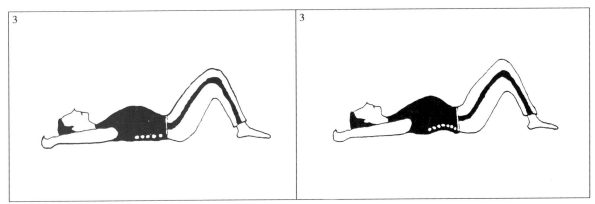

弯曲，两脚掌平贴在床上，双手上举并放松置于床上。

②将腹部及臀部的肌肉收缩，并在收缩的情况下，默数至 8，然后再放松腹部及臀部肌肉。

③上列动作每天需作数回，每回运动 10 次。

二、急性疼痛控制患者自我运动法

运动 4

重复运动 1 的动作。

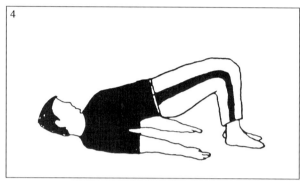 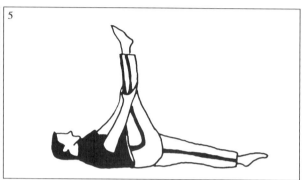

运动 5

①患者仰卧，背部平贴在床上，将腿尽量伸直并抬高后，用两手稳定住。

②将腹部及臀部肌肉收缩后，数至 8 然后再放松，反复做几次。

③右腿运动后，再运动左腿，全部运动做完后，需放松收缩的肌肉。

④两腿交互做运动，反复做 4 次以上。

运动 6

①患者俯卧，两手肘弯曲，两前臂水平前伸并置于胸前的床上，两大腿往后伸直平置床上。

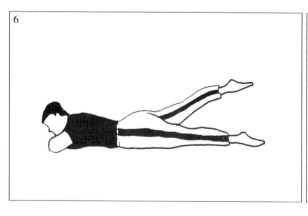 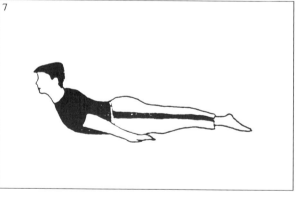

②在膝关节伸直的情况下，将小腿抬高后并默数 4 下，随后在膝关节伸直的情况下放下小腿，同样动作，反复做 4 次。

③右腿运动完后再运动左腿，全部运动做完需将肌肉放松。

运动 7

①患者俯卧，两手臂放在身体两旁，两手掌向下贴在床面，两腿伸直平贴床上。

②慢慢地将胸及头自床面抬起，并使腰部的肌肉收缩，慢慢的数 6 下，然后再放松。

③这种动作，反复做 6 次；每次运动的间隔可稍事休息。

运动 8

①患者跪于床上，腰伸直后，将右腿伸直，右脚掌的内侧面平贴在床上慢慢往外伸出去，直到大腿的内侧肌肉绷紧为止。

②将右脚从床上慢慢滑动出去，维持这种姿势后再默数 5 下，这种动作反复做 3 次。

③右腿运动完后，再运动左腿；腿部绷紧的肌肉可放松。

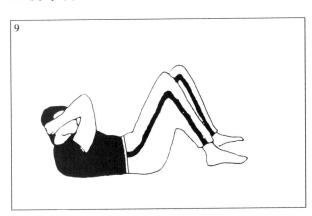

运动 9

①患者仰卧，两膝弯曲，两脚掌平贴在床上，两手手指交叉并置于枕骨下方。

②将肩及头部往上抬起，让下颚尽量贴近胸部，并收缩腹肌，使背部拉成圆形。

③依个人体力做 10~30 次均可。

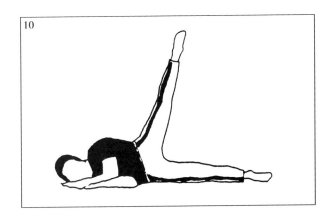

运动 10

①患者侧卧，两手平贴在床上稳定住身体。

②将右脚伸直，右脚的脚尖向内侧旋转后，再将下肢往上举起。

③右脚运动 6 次，再转换左脚也运动 6 次，这样会有大腿与骨盆往外侧拉的感觉。

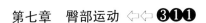

运动 11

①患者仰卧，两手臂与肩同高后伸直，平贴在床上，两膝弯曲，尽量贴近胸部。

②上半身仰卧不变，下半身的双膝并拢后先向右侧床面贴近连续做 4 次，然后再转向左面做 4 次，这样可使腰部的每个椎体都能圆滑地运动。

③如果腰部转动的弧度有困难时，需缓慢渐进的运动，不能急躁。

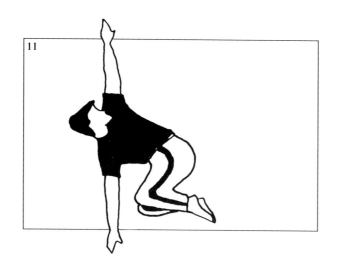

运动12

①患者仰卧，将两膝关节屈曲，并将脚移向臀部，然后缓慢的将两下肢往上抬起与身体成垂直的角度，两手臂伸直靠近身体，手掌平贴在床上，用以稳定与支撑身体。

②将两脚往头部方向下压，尽可能地压到与床面平行，这种姿势保持10秒钟，反复做2~3次；然后再缓慢地将两脚放下到最初的姿势。

③每天可反复做几次。

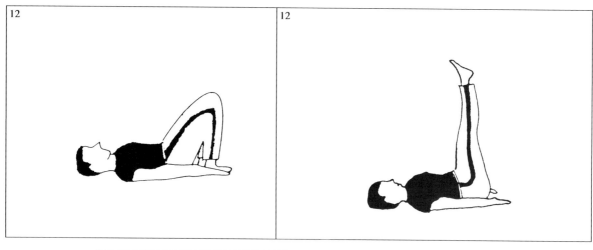

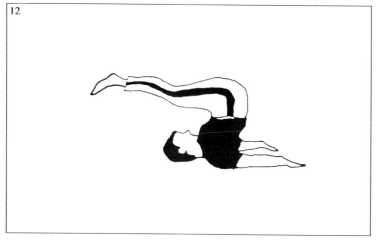

一、X 线片判断要则

（一）侧视

1. 由椎体之间隔判断椎间盘（DISC）是否突出（图1）。
2. 腰骶角（LSA）是否超过30°（图2）。

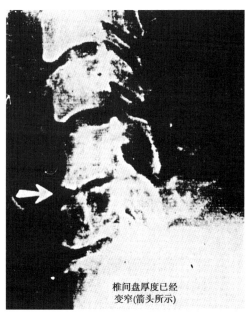

椎间盘厚度已经
变窄(箭头所示)

图 1

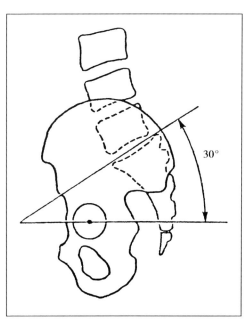

30°

图 2

3. 腰椎、颈椎之前凸曲线是否消失后移（图3）。

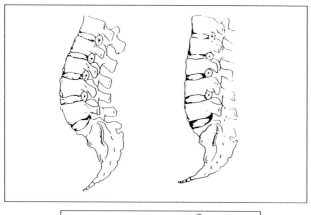

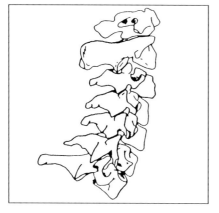

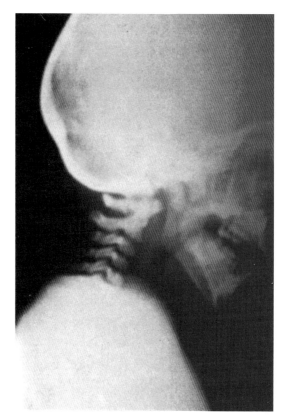

图3

4. 神经孔是否堵塞（图4）。

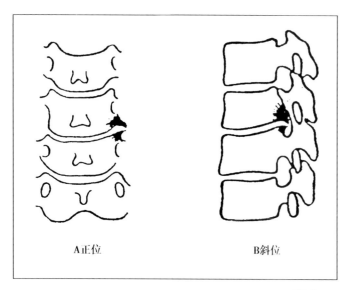

A正位　　　　　　　　　B斜位

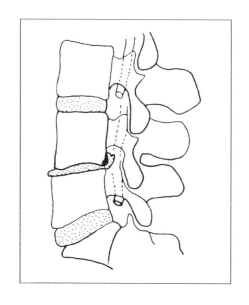

图4

5. 尾椎是否移位，太弯、太直（图5）。

6. L₄（或其他椎体）是否向前滑脱（图6）

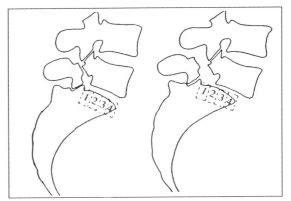

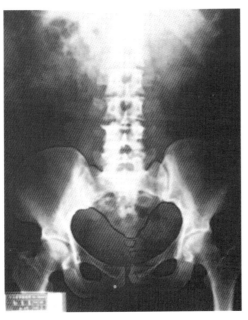

图5

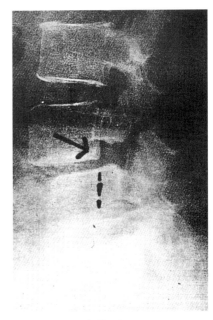

脊椎滑脱

图6

7. 骨刺（SPUR）是否在神经孔附近（图7）

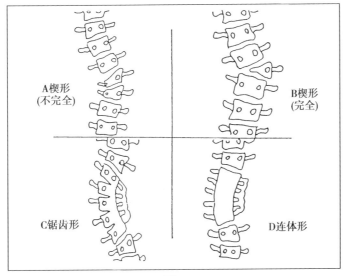

A楔形
（不完全）

B楔形
（完全）

C锯齿形

D连体形

图7

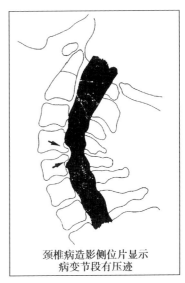

颈椎病造影侧位片显示
病变节段有压迹

图8

8. 有无畸形椎体

❶楔形变，❷锯齿形，❸连体形（图8）。

9. 椎体上是否有黑点形成的小圆圈存在，用以判断有无内科病，如乳房、甲状腺病、肝癌等（图9）。

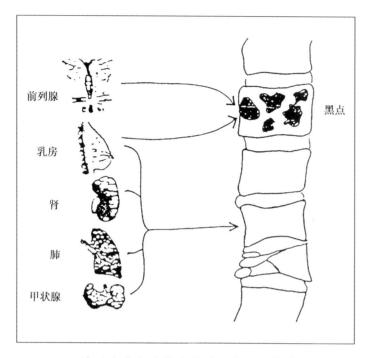
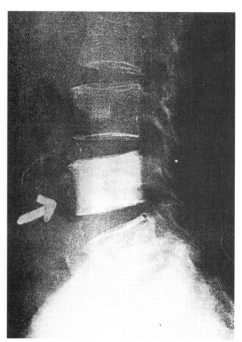

前列腺癌合并骨骼转移：第四腰椎骨质硬化性转移，骨质破坏，骨密度增高，
骨小梁消失，呈象牙性变化

图9

10. 骨之周边有无白色，研判发炎情况（图10）。

（二）正视

1. 由棘突之连线研判脊椎之侧弯（图11）。

2. 由椎眼（椎颈）（PEDICLE）之移位决定椎体之旋转（图12）。

3. 由椎间盘两端之厚薄研判椎体是否歪斜（图13）。

4. 两侧髂骨之高峰（CREST）是否等高，其连线是否经过 L_4 之椎间盘（图14）。

5. 两侧髂骨是否过大（后翻）、过小（前转）（图15）。

6. 耻骨是否等高（上下移位）、等宽（前后移位）（图16）。

7. 两块耻骨之中心线、尾椎尖端和骶椎的中心线以及棘突连成一线，是否垂直，藉以研判骶椎、尾椎和耻骨是否移位（图17）。

8. 骶髂关节（SIJ）是否过宽（图18）。

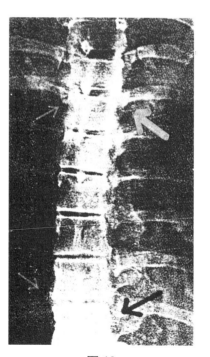

图10

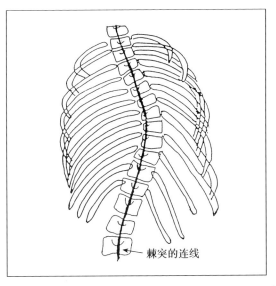

棘突的连线

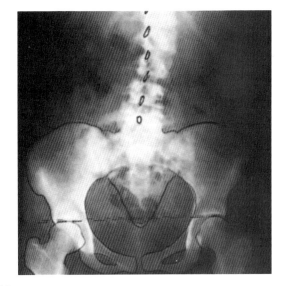

图 11

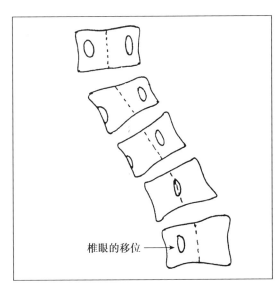

椎眼的移位

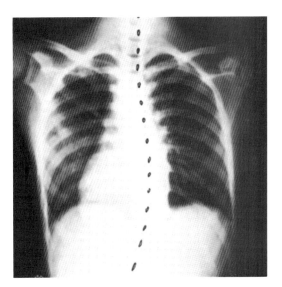

图 12

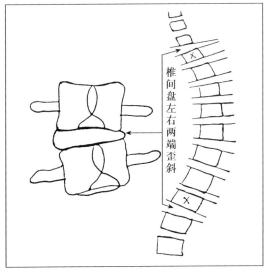

椎间盘左右两端歪斜

图 13

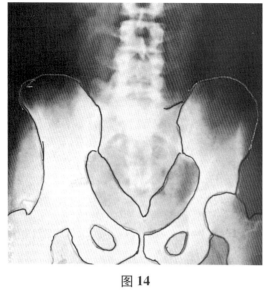

图 14

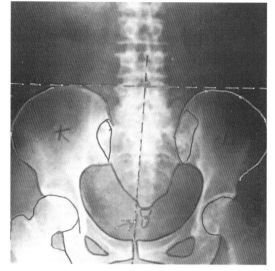

图 15

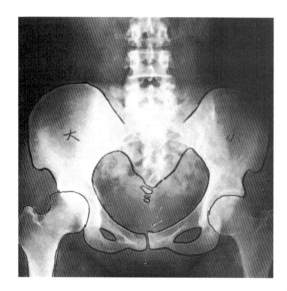

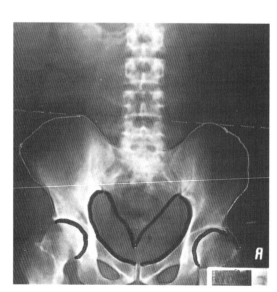

图 16

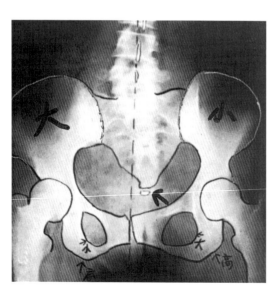

图 17

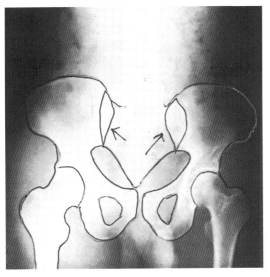

图 18

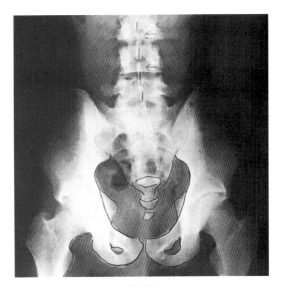

图 19

9. 骶椎是否旋转、歪斜（图 19）。

10. 大转子是否等高（图 20）。

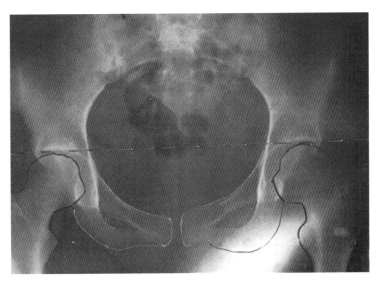

图 20

二、临床提示

1. 不整脉和心律不整，在 X 线片上呈现颈椎第三椎到第五椎（C_3-C_5）向右弯曲。

2. 气喘病，在 X 线片上呈现胸椎第四椎到第五椎（T_4-T_5）向右弯曲。

3. 肋间神经痛，在 X 线片上呈现胸椎第七椎到第十椎（T_7-T_{10}）向左捻转。

4. 肝功能障碍、肝硬化，绝大部分是因脊椎错位而引起的。在 X 线片上呈现胸椎第七椎到第十椎（T_7-T_{10}）向左侧捻转，造成肋间神经痛，久而久之即演变成肝硬化。

肝硬化的 X 线底片判断如下：

1）T_7-T_{10} 向右侧弯曲。

2）T_7-T_{10} 的棘突向左侧捻转。

3）右侧的肋间神经痛。

治愈率高达85%～90%。

5. 糖尿病的椎骨捻转，与肋间神经痛的痛侧及肝硬化恰恰相反，其比较如下：

糖尿病→1）T_7-T_{10}向右捻转。　　2）左侧肋间神经痛。

肝硬化→1）T_7-T_{10}向左捻转。　　2）右侧肋间神经痛。

6. 胸椎第七椎到第十椎（T_7-T_{10}）错位是：1）胃部出口的幽门障碍。2）十二指肠疾病。3）胰脏疾病，这三大疾病的发生源。

7. 在带状疱疹生水疱的上方3～5cm处，即可找到异位的椎体（通常是T_3-T_5）。矫正此处，带状疱疹即可治愈；带状疱疹不属于运动神经痛，如坐骨神经痛，而是属于知觉型神经痛，所以患者痛得要命。

8. 白血病患者，在他的X线底片上清晰地可看到胸椎第十椎到第十二椎（T_{10}-T_{12}）向右弯曲。矫正后，即可获得显著的疗效。

9. 大量流鼻血、经血、吐血等病，矫正胸椎第十椎到第十二椎（T_{10}-T_{12}），可获得止血的作用。

10. 如果患者患有下列疾病，即先检查有没有腰痛，因为这些病往往是因为腰痛而引发的：尿频、便秘、前列腺肥大、慢性膀胱炎、输尿管障碍、生理痛、卵巢病变、痔疮、走路困难、坐骨神经痛。

11. 如果患者患有下列疾病，即先检查寰椎（第一颈椎）是否捻转，因为这些病痛往往是因为寰椎异常而引起：如弹簧指、耳鸣、手痛、五十肩、拇指和中指肌肉萎缩、肩酸、手麻痹等。

12. 痛风患者的X线底片上显示骶椎（SACRUM）向右侧倾斜，腰骶关节（LSJ）也向右弯曲。

13. 快速矫正法（high velocity manipulation）即有"咔喀"声音的手法，用来消除肌肉的紧张。而均抗矫正法（isometric techniques）有助于肌肉的松舒。

14. 快速矫正法（high vilocity manupulation）是利用骨架做杠杆来伸展肌肉，消除紧张。

15. 先做几次矫正，若有酸痛，则表示疗效有进步；没有进步，则表示没有找到正确的关节。

16. 臀部疼痛多系骶髂关节（SIJ）和胸椎T_{12}与腰椎L_1引起的。要先矫正SIJ，然后再矫正T_{12}-L_1。

17. 有哪些肌肉是痛源（source of pain）

1）腰痛：腰方肌（quadratus lumborum）或背长肌（longissimus dorsi）。

2）下肢痛：臀肌（glutei）、内收肌（adductor group）。

3）颈痛：斜方肌（trapizius）、枕下肌（suboccipital muscle）、咀嚼肌（muscles of mastication）。

4）肩痛：斜方肌（trapezius）、肩胛提肌（levator scapulae）、后颈肌（posterior cewical muscle）。

5）臂痛：棘肌（spinati）、斜形肌（scaleni）、三角肌（deltoid）、肩胛下肌（subscapularis）、大胸肌和小胸肌（the pectoralis major and minor）。

6）坐骨神经痛：梨状肌（pyriformis）。

18. 肌肉疼痛　综合病症。

1）有一个一触即剧痛的点。

2）此痛点在变硬的肌肉中。

3）疼痛反射与此痛点受压有直接关系。

19. 疏忽反射痛点（trigger point），只顾寻找脊椎的异常，是一大错误。同样的道理，疏忽了脊椎的异常，只顾寻找痛点也是一大错误。两者不可只顾其一。

20. 反射痛点是因脊椎肌肉的异常所引起的。

21. 按摩（massage）应由轻而重，由浅而深，拇指应横向地推动跨越肌束。如此一来，则使肌肉逐渐变厚、肌束变紧，慢（slow）、柔（soft）和深（deep）是奏效的要诀。

22. 痛风　导致痛风的原因是血中尿酸积存过多或血管硬化，这是西医的说法。其实这只是诱因之一，是诱因最少的部分。痛风诱因最大的部分是骶椎向右侧倾斜，腰骶关节也向右弯曲，引起坐骨神经痛，而后才引起痛风。所以治愈腰痛和坐骨神经痛，当可消除痛风。

参考第六章骶椎矫正手法。

治愈率：71% ~72%。

23. 处理反射痛点（trigger point）的方法

1）用拇指直接按摩反射痛点，用5~7磅的力量按压5秒钟。

2）干针（dry needle）像针灸一样刺入反射痛点。

3）用水针（wet needle）像注射一样注入少许有营养的液体在反射痛点内。

4）用冷蒸汽喷法（vapo-coolant spray）是最有疗效的方法，广泛被欧美整脊界所采用。

5）冰块按压在反射痛点上，做横向压推，效果也很好，但时间不宜过久（超过3分钟）会使病情恶化。

6）另外一种有效的按摩方法是沿着脊椎由上而下横向地推压神经纤维，开始时宜轻柔，以后逐渐加强推压力。

24. 椎间盘突出的处理

1）8个月以内

a. 可参考本书第六章的牵引方法。

b. 参考本书第五章的矫正手法。

2）超过8个月（突出的椎间盘几乎成型了）

长期用本书第五章的旋转式矫正法（rotatory manipulation），每周4~5次。

3）遇到患者非常疼痛无法进行矫正时，可以先予麻醉，再施矫正。

＊有些书是反对注射麻醉，因为麻醉后的矫正，易有危险。

25. 矫正的次数

1）矫正的次数，次数多反而不好。

2）急病的患者在初期时每周3次矫正。待急性病期过后，则以每周2次为佳，然后改为每周1次。

3）慢性病患者每周1次或2次均可。间隔一周做一次很有效，对非住院患者也很有疗效。

26. 矫正的禁忌

1）骨质疏松（osteoporosis）的患者

有骨质疏松的患者，其骨必脆弱（weakened），矫正时会发生危险。

2）强直性关节炎（ankylosis）的患者

有强直性关节炎的，因其骨中的钙质流出，被韧带大量吸收，使韧带因多钙而失去弹性。若用强力的矫正，对椎骨、韧带都会造成伤害，严重时可能发生断裂。

3）血管硬化或有动脉痉挛（arterial spasm）的患者。

有些血管病的患者，在矫正时血管容易发生意外事故，少做为妙。

4）骨头开过刀或动过手术的患者

开过刀或手术过的患者，其骨头的结构已经变异，所以矫正时容易出差错。

5）孕妇不宜适用矫正

虽然有一些书本上说明孕妇可做颈部或上胸部之轻微矫正，但依笔者的经验认为是不适宜的。

6）有高血压、心脏病，年龄在 80 岁以上，体质弱的人，在做矫正时要特别小心。

27. 椎脊侧弯的患者若其骶椎也有异位，应先矫正骶椎再矫正椎脊侧弯。

28. 牵引对椎间盘突出有效（8 个月以内），但是对急性的椎间盘突出无效。

29. 矫正次序由颈椎、胸椎、腰椎到骨盆（从上向下矫正）是为了使患者的血液更加流畅，使神经的功能更好；若骨盆、腰椎、胸椎到颈椎，其矫正之次序由下而上，是为了使患者的椎骨在结构上更能正常化。

30. 紧张的肌肉（tight muscle），触摸时有触痛（tender）的反应。

31. 紧张的肌肉，做横向触摸时会像推越一束线条呈微波状物。

32. 治疗肌肉收缩、萎缩、酸痛时，多用均抗疗法（isometric techniques），就是把产生病变的关节推到极限（barrier）。患者在极限上与医师做和谐的对抗。医师应以患者能发出之力做反方向的等力对抗，患者不可出太多的力。

33. 腰痛的原因很多，而因腰骶关节（LSJ）错位导致腰痛占 70% 左右。

34. 尾椎错位或骶尾关节错位，造成老年性跛行。孕妇患此病，分娩时要开刀。

35. 在颈椎和腰椎矫正时，若先侧弯（sidebending），再旋转（rotation）到极限，则可产生锁住（locking）。

36. 在颈部，大多数是由上（头）而下锁住。在腰部，大多数是由下（臀）而上锁住。

37. 急性病痛和慢性病痛同时发作时，有经验的整脊师会先处理旧病（the old joint），然后再处理新病。

38. 先矫正骨盆功能失调（pelvic dysfunction），然后再矫正腰椎。

39. 骶椎之左侧向前扭转（torsion）较多。

40. 在患长短腿的患者中，右腿短比左腿短多 2 倍。

41. 均抗（isometric）是用来整肌肉的，使紧张、萎缩、酸痛的肌肉获得治疗，所以其作用是集中在肌肉上，并非在关节上。

42. 痛的产生是肌肉不能恢复到它原来的长度所致。

43. 临床上消除疼痛的三个地方

1）矫正脊椎（spinal joints）。

2）矫正骶髂关节（sacro-iliac joints）。

3）矫正胸肋关节（costovertebral joints）。

44. 腰骶关节（sacro-lumbar joint）和骶髂关节（saro-iliac joints）这两个关节和附近的韧带是反射疼痛到臀部、骶部、下肢的本源，并非神经根被压到造成的反射。

45. 骨盆扭曲（pelvic torsion）造成患者有长短腿，其两腿之长度不等，矫正骶髂关节即可治愈。

46. 两腿之长短若不相等，患者的腰痛就不可能治好，所以医治腰痛以前，应先检查两腿是否等长。

47. 记住一个小常识，长短腿的患者，其颈椎都是倔硬的。

48. 复杂的病症，绝非单一的病因引起。

49. 所谓脊椎关节（spinal joint）是将椎间盘及其两端的（上下的）两个椎体，视为一个整体。

50. 关节四周的肌肉紧张会造成关节活动不灵活，直接对这些紧张的肌肉治疗，其成功率较大。

51. 第一颈椎（C₁）和第二颈椎（C₂）是没有椎间盘的，所以神经根很难被压迫到。

52. 背部上半身（upper back）疼痛，系由颈椎神经错乱所引起。

53. 交感神经的功能遭受错乱（disturbance）会在人体之某一点处反射疼痛。

54. 不正常的颈椎位置使交感神经供应头部的活动也不正常，会导致头痛、脸面痛及颈硬。